TRAITEMENT CHIRURGICAL

DE

L'EXSTROPHIE

DE

LA VESSIE

EXPOSITION, COMPARAISON, APPRÉCIATION DES MÉTHODES
ET PROCÉDÉS OPÉRATOIRES

PAR

ALFRED POUSSON

Professeur agrégé à la Faculté de médecine de Bordeaux
Chirurgien des Hôpitaux
Lauréat de la Faculté de médecine de Paris et de la Société de Chirurgie

MÉMOIRE RÉCOMPENSÉ PAR LA SOCIÉTÉ DE CHIRURGIE

RÉPOSANT SUR L'ANALYSE DE 95 OBSERVATIONS

ET CONTENANT UNE OPÉRATION PRATIQUÉE PAR L'AUTEUR

PARIS

G. STEINHEIL, ÉDITEUR

2, RUE CASIMIR-DELAVIGNE, 2

1889

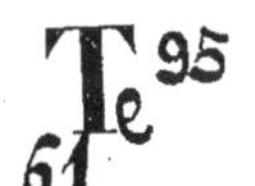

TRAITEMENT CHIRURGICAL

DE

L'EXSTROPHIE

DE

LA VESSIE

DU MÊME AUTEUR

MÉDECINE ET CHIRURGIE GÉNÉRALES

Étude clinique sur trois cas de luxation de la colonne vertébrale, en collaboration avec F. Lalesque, *in Revue mensuelle de médecine et de chirurgie*, 1880.

Du rôle des organismes inférieurs dans la pathogénie de la choroïdite purulente des femmes en couches, *in Archives d'ophtalmologie*, t. Ier, 1881.

Étude sur l'emploi de la pilocarpine contre la diphtérie, en collaboration avec M. Archambault, médecin de l'hôpital des Enfants-Malades. *Union médicale*, 1882.

Hémiplégie droite chez un enfant de neuf ans. — Méningoencéphalite. Sarcome névroglique de la protubérance compliqué d'hémorrhagie dans le côté gauche du pont de Varole. Observation suivie de considérations touchant le diagnostic topographique des lésions de l'encéphale. *In Progrès médical*, 1882.

De l'ostéoclasie. Thèse présentée pour le concours d'agrégation en chirurgie, Paris, J.-B. Baillière et fils, 1886.

Note sur un cas de pseudo-lipome sus-claviculaire, *Journal de médecine de Bordeaux*, octobre 1887.

Déviation de la cloison des fosses nasales, opération. *Journal de médecine de Bordeaux*, novembre 1887.

Gustation. Anatomie. — Article publié *in Dict. encyclop. des sc. méd.*, vol. XI, série IV.

CHIRURGIE URINAIRE

De l'intervention chirurgicale dans le traitement et le diagnostic des tumeurs de la vessie dans les deux sexes. Travail couronné par la Faculté de médecine de Paris (médaille d'argent) et par la Société de chirurgie de Paris (Prix Duval 1884).

Nouvelles considérations sur l'extirpation des tumeurs de la vessie. *In Annales des maladies des organes génito-urinaires*, 1885.

De la conduite à tenir dans les calculs enchatonnés de la vessie. Mémoire présenté à la Société de chirurgie et publié dans les *Annales des maladies des organes génito-urinaires*, 1885.

Considérations sur la pathogénie de deux variétés peu connues de rupture de la vessie et sur les moyens de les prévenir, *in Revue de chirurgie*, 1885.

Des calculs urinaires (analyse chimique, étiologie, anatomie pathologique) et en particulier des calculs vésicaux (étude clinique et thérapeutique). Article (190 pages) publié *in Encyclopédie internationale de chirurgie*, vol. XII, 1888.

Distribution géographique des calculs urinaires (Appréciation des documents qu'elle fournit sur l'étiologie de cette affection), *in Revue sanitaire du Sud-Ouest*, nos 78, 79 et 81, 1887.

Causes prochaines des calculs urinaires. Lithogénie. *La Province médicale*, février 1887.

Classification des calculs urinaires, leur fréquence relative. Résumé synoptique des principaux caractères de leurs variétés cliniques, *in Annales des maladies des organes génito-urinaires*, avril 1887.

Conférences sur les maladies de l'urèthre et de la vessie. Leçons faites à la Faculté de médecine de Bordeaux, pendant le semestre d'hiver 1887-1888. Texte et dessins autographiés par le conférencier. Bordeaux, septembre 1888.

TRAITEMENT CHIRURGICAL

DE

L'EXSTROPHIE

DE

LA VESSIE

EXPOSITION, COMPARAISON, APPRÉCIATION DES MÉTHODES
ET PROCÉDÉS OPÉRATOIRES

PAR

ALFRED POUSSON

Professeur agrégé à la Faculté de médecine de Bordeaux
Chirurgien des Hôpitaux
Lauréat de la Faculté de médecine de Paris et de la Société de Chirurgie

MÉMOIRE RÉCOMPENSÉ PAR LA SOCIÉTÉ DE CHIRURGIE

REPOSANT SUR L'ANALYSE DE 95 OBSERVATIONS

ET CONTENANT UNE OPÉRATION PRATIQUÉE PAR L'AUTEUR

PARIS

G. STEINHEIL, ÉDITEUR

2, RUE CASIMIR-DELAVIGNE, 2

1889

A MON MAITRE

LE PROFESSEUR J.-C.-FÉLIX GUYON

PROFESSEUR A LA FACULTÉ DE MÉDECINE DE PARIS

CHIRURGIEN DE L'HOPITAL NECKER, MEMBRE DE L'ACADÉMIE DE MÉDECINE

MEMBRE DE LA SOCIÉTÉ DE CHIRURGIE

PRÉFACE

On sait les progrès accomplis, depuis le commence-
ment du siècle, par la chirurgie que l'un de ses plus
brillants adeptes a si justement qualifiée de réparatrice
ou restauratrice. L'impulsion déjà décisive que signa-
lait le professeur Ph. J. Roux en 1853 et a laquelle il
contribuait si largement, ne s'est pas ralentie. C'est un
des chapitres de cette partie si importante de l'art
opératoire que nous donne aujourd'hui M. Pousson.
Nous possédons grâce à lui l'exposé complet de ce qui
a été tenté pour remédier à l'exstrophie de la vessie,
malformation que la solidarité de l'appareil urinaire
et génital rend si particulièrement pénible. Grand a
été le zèle des chirurgiens, car depuis la première tentative de restauration, qui ne date encore que de 41 ans,
95 opérations ont été faites, et cela malgré la rareté de
ce vice de conformation.

Les observations de ces opérés soigneusement réunies, méthodiquement groupées et judicieusement inter-
prétées, ont permis à l'auteur d'étudier sous tous leurs
aspects les détails de cette délicate et difficile question.
Les diverses méthodes et les nombreux procédés successivement mis en œuvre sont soumis à une classifi-

cation qui en simplifie l'exposé; mais la synthèse laisse place à l'analyse minutieuse toujours nécessaire pour semblables sujets. Aussi, les mérites de la médecine opératoire, aux prises avec toutes les difficultés créées par l'exstrophie, sont-ils aussi bien indiqués que les imperfections et les inconvénients de l'intervention.

Les résultats obtenus ne sont que relatifs. Ils le sont au point de vue de la forme, ils le sont plus encore au point de vue de la fonction, et cependant les services rendus sont de grande importance. L'opération permet le port d'un appareil devenu, grâce à son concours, réellement efficace, les inconvénients les plus pénibles de l'incontinence sont ainsi supprimés. Mais la chirurgie demeure encore inhabile à créer un sphincter, à refaire une cavité vésicale, à restituer au pénis la forme et les dimensions qu'exige la copulation. Certains procédés ont en outre le grave inconvénient de mettre les reins en cause. Ce sont ceux qui, en cherchant la dérivation des urines, s'attaquent aux uretères. Ces observations sont très instructives.

Elles démontrent une fois de plus la différence absolue qui sépare les lésions limitées à la vessie et celles qui la dépassent en atteignant les canaux qui l'unissent aux reins. Le trouble que provoque l'opération est d'autant plus remarquable, que les exstrophiés, abandonnés à eux-mêmes et dont la vessie est à l'air libre, ne contaminent pas leurs uretères. Ces malheureux vivent comme les sujets des observations personnelles de l'auteur, dans les conditions habituelles de la santé. L'un meurt à 27 ans de tuberculose pulmonaire, sans lésion autre, de l'appareil urinaire, que son vice de conformation congénial.

L'autre est âgé de 29 ans lorsque M. Pousson l'observe ; ses uretères laissent échapper l'urine la plus limpide, la plus normale, la santé ne laisse rien à désirer. L'opération est proposée, aussitôt acceptée et couronnée de succès. Faite par la méthode française, c'est-à-dire à l'aide de l'autoplastie, elle n'est suivie d'aucun accident. Les faits analysés dans tout ce consciencieux mémoire témoignent dans le même sens. Ils montrent l'innocuité des méthodes qui ne s'adressent qu'à la vessie. Intéressants au point de vue de la cure de l'exstrophie, ils confirment les lois générales de l'évolution morbide, dans les affections urinaires.

L'intérêt du travail que notre élève, devenu notre très distingué collègue, veut bien nous charger de présenter au public médical, est donc fort grand. Il en est ainsi des œuvres qui ont l'observation pour base et pour moyen la saine critique d'un esprit judicieux, éclairé par de longs et sérieux labeurs. Nous avons vu avec d'autant plus de plaisir M. Pousson aborder l'étude du traitement chirurgical de l'exstrophie, qu'il ne nous a pas été donné de nous en occuper. Poursuivant depuis plus de 20 années le but, difficile à atteindre, d'une histoire complète des maladies des voies urinaires, où tous les enseignements de l'observation seront reproduits aussi fidèlement que possible, nous sommes heureux de cette collaboration nouvelle de l'un des nôtres.

C'est à d'aussi précieux auxiliaires que nous devons les résultats obtenus et l'espoir de les compléter.

F. GUYON.

AVANT-PROPOS

L'exstrophie de la vessie a été considérée pendant longtemps comme au-dessus des ressources de l'art, et les tentatives faites pour y remédier par un certain nombre d'habiles chirurgiens de la seconde moitié de ce siècle,
semblèrent d'abord donner gain de cause à ceux qui n'en-
trevoyaient d'autre solution à ce problème chirurgical
qu'une insuffisante prothèse. Mais voilà que dans ces dernières années, sous l'influence de quelques succès retentissants, une réaction s'est faite en faveur de l'intervention
active. De nombreux procédés ont vu le jour, et des méthodes rivales se sont fait connaître.

Ce mémoire a pour but de les exposer, de comparer leurs
résultats et de déduire de cette étude des conclusions non
seulement sur la valeur du traitement chirurgical de l'exstrophie, naguère discuté, mais encore sur le meilleur mode
d'intervention, sur ses indications et ses contre-indications.

Le moment me paraît venu d'entreprendre ce travail, à
cette heure où deux chirurgiens éminents d'outre-Rhin
ont inauguré, ou pour parler plus exactement renouvelé
des méthodes hardies de traitement, qui tendent à battre en
brèche la vieille méthode autoplastique d'origine française.

Les documents ne manquent d'ailleurs pas pour cette
œuvre, car j'ai pu réunir près de cent opérations d'exstrophie vésicale. C'est après avoir lu dans tous leurs détails la
plupart d'entre elles, après avoir pris connaissance du plus
grand nombre des publications faites sur ce sujet, que j'ai
conçu le projet d'écrire sur le traitement chirurgical de ce
vice de conformation.

Deux cas, que j'ai eu la bonne fortune d'observer cette année même, ont été le point de départ de mon travail. J'ai entrepris la cure de l'un de ces malades et mon opération a été suivie de la plus heureuse issue. A défaut de tous autres mérites, ce mémoire apporte donc un document nouveau à la question qu'il ose aborder.

CHAPITRE PREMIER.

SOMMAIRE

Le traitement chirurgical de l'exstrophie de la vessie a donné lieu à un grand nombre de méthodes et procédés. — Nécessité de connaître les caractères de la difformité pour apprécier les mérites de la médecine opératoire aux prises avec les difficultés de l'exstrophie. — Ce qui caractérise ce vice de conformation c'est, outre l'absence de la paroi antérieure, le défaut de sphincter, la fissure uréthrale et l'atrophie plus apparente que réelle des organes génitaux externes. — Deux observations types d'exstrophie chez l'homme. — La considération des lésions de l'exstrophie a d'abord découragé les chirurgiens. — Opération conçue par Dubois et Dupuytren et non mise à exécution. — Projet inconnu de Delpech. — Gerdy voulant réaliser le plan de Dubois et Dupuytren perd son malade dès le premier acte préparatoire. — J. Roux (de Toulon) saisit d'emblée toutes les solutions du problème et pose le principe des trois grandes méthodes qui se disputeront désormais la faveur des chirurgiens. — Il crée la méthode autoplastique, ou méthode française. — A la même époque la méthode de dérivation des urines est pratiquée en Angleterre par Simon, Lloyd et plus tard par Athol Johnson et Holmes. — — Perfectionnée par Ad. Richard et Alquié en France, la méthode autoplastique passe en Amérique d'où elle nous revient avec les succès de Pancoast et de Ayres. — Froidement acceptée à son retour chez nous, elle trouve à l'étranger dans Holmes, Wood, John Ashlurst des propagateurs qui l'améliorent considérablement. — En 1872-73, Le Fort en France, par un ingénieux perfectionnement à la méthode autoplastique, crée une méthode véritablement nouvelle. — A partir de 1875 le traitement chirurgical a conquis son droit de cité. — Travaux et opérations de Thiersch, de Hirschberg, de Valdivieso, de Kocher, de Hagenbeck Burckhardt, de Th. Anger, de Greig Smith, tous relatifs à la méthode autoplastique. — Seuls Rigaud (de Strasbourg) et Thomas Smith en Angleterre pratiquent le premier la méthode de suture directe des marges de la vessie, le second la méthode de dérivation du cours de l'urine. — En 1880 Sonnenburg crée une opération radicale consistant dans l'extirpation de la vessie exstrophiée et la greffe des uretères dans la gouttière pénienne. — Bardelebeu, Thiersch la repoussent. — En 1881 Trendelenburg revenant à la proposition de Dubois et Dupuytren suture ensemble les bords de la vessie après rapprochement des pubis. — Malgré ces tentatives, la méthode française autoplastique reste debout et affirme sa supériorité avec les succès de Georges Schrady, de Gay, de Parker, de Greig Smith, de Mayo Rohsen, de Caselli, de Richelot.

HISTORIQUE

Les premières tentatives chirurgicales entreprises dans le but de pallier, sinon de remédier d'une façon complète aux déplorables inconvénients de l'exstrophie de la vessie, datent de moins de quarante ans et déjà plusieurs méthodes et un grand nombre de procédés opératoires ont vu le jour. Avant de les exposer et d'en essayer une critique raisonnée, je désire tracer rapidement l'historique des travaux et des efforts dirigés dans ce sens. Mais il me paraît nécessaire de faire précéder cet historique d'un aperçu rapide sur les caractères essentiels de cette difformité au double point de vue de l'anatomie et de la physiologie. Cette étude sommaire aura pour avantage de bien faire saisir et les difficultés que la médecine opératoire a eu à surmonter et la façon heureuse dont elle a su utiliser, pour parachever dans une certaine mesure l'œuvre de la nature, les matériaux que le travail formateur lui a laissés.

Après les travaux de Frédérick Meckel, d'Isidore Geoffroy Saint-Hilaire, de Quatrefages, de Steiner, de Serres, pour ne citer que les plus célèbres, il n'est guère possible aujourd'hui de mettre en doute que l'exstrophie de la vessie reconnaisse pour cause un arrêt de développement de ce viscère. « C'est un vice de conformation de cet organe, dit Le Dentu, caractérisé par ce fait que la paroi antérieure venant à manquer, la paroi postérieure est à nu et se montre à l'hypogastre, faisant une saillie plus ou moins prononcée. » Assurément cette définition a le grand mérite de la simplicité ; mais, au point de vue qui m'occupe, elle est incomplète. En effet elle omet précisément de mentionner les lésions qui deviennent la source des indications opératoires les plus délicates à remplir, à savoir : l'absence constante du sphincter de la vessie et l'état des organes génitaux externes presque toujours altérés dans leurs formes (épispadias complet). Ces lésions, qui tiennent sous leur dépendance immédiate les troubles physiologiques dont se plaignent les patients incapables de retenir leurs urines ou d'accomplir le coït (du moins pour ce qui est du sexe masculin), sont autrement importantes au point de vue chirurgical que l'absence de la paroi antérieure de la vessie.

Que l'on fende sur un cadavre la paroi antérieure de

l'urèthre et de la vessie suivant la ligne médiane en divisant la symphyse pubienne, et que l'on écarte violemment les os du pubis, on réalisera artificiellement, ainsi que l'a fait remarquer il y a longtemps Bonn, les lésions de l'exstrophie vésicale. Des différences importantes séparent toutefois la difformité congénitale de l'artificielle, ce sont l'immobilisation des parties dans leur position vicieuse et l'atrophie des tissus pathologiquement divisés, toutes conditions qui de prime abord semblent en rendre singulièrement difficile sinon impossible la restauration. Mais l'atrophie est en réalité moindre qu'elle paraît et l'on verra que l'on peut, dans la plupart des cas, trouver, soit dans les rudiments d'organes vicieusement conformés, soit dans les tissus adjacents, les éléments propres à y suppléer. On arrive facilement à cette conviction non seulement en lisant les observations où la chirurgie réparatrice s'est donné libre carrière, mais encore en méditant les faits anciens décrits par les observateurs en dehors de toute préoccupation opératoire (1). L'étude attentive de tous ces cas montre que, si varié que soit dans ses détails le vice de conformation de la vessie, il offre dans les deux sexes un type que l'on rencontre ordinairement. Ce type était assez bien représenté par deux malades, du sexe masculin, que j'ai eu l'occasion d'examiner tout dernièrement. Ces deux observations que je vais immédiatement rapporter me dispenseront d'étudier organe par organe et d'une façon didactique les lésions de l'exstrophie vésicale.

J'ai observé le premier fait à l'hôpital Saint-André de Bordeaux, dans le service de M. le professeur Demons. Le malade atteint de ce vice de conformation était un homme

(1) A ceux qui voudront prendre connaissance de ces observations, je conseille la lecture des travaux suivants où se trouvent rapportés *in extenso* à peu près tous les faits connus d'exstrophie de la vessie :

De l'exstrophie de la vessie, par le Dr A. B. VIGNEAU (d'Antagnac), Montpellier, 1866. Ce travail contient 87 observations d'exstrophie vésicale dans les deux sexes.

De l'exstrophie vésicale, dans le sexe féminin, par ALPH. LOUIS HERRGOTT. Th. de doct. Nancy 1874. On y trouve 22 observations d'exstrophie chez la femme.

de 37 ans, exerçant la profession de manœuvre, et qui succomba, quelques jours après son entrée, aux progrès de la tuberculose pulmonaire dont il était atteint depuis plusieurs années. L'autopsie fut faite par M. le professeur Bouchard et nous devons à ce maître la description de cette intéressante pièce pathologique.

Obs. I. — La symphyse pubienne a subi un écartement de 4 centimètres et demi. Les deux corps caverneux sont normaux et insérés régulièrement sur la branche descendante du pubis.

Au devant de la symphyse existe un tubercule imperforé mesurant 4 centimètres de longueur : ce tubercule est la verge. Il mesure 2 centimètres et demi dans son diamètre transversal. Sur la face supérieure de ce tubercule se voit nettement un sillon, qui est le sillon de séparation des deux corps caverneux. Sur la face inférieure existe un appendice cutané doublé d'une muqueuse épaissie, appendice qui constitue la moitié inférieure du prépuce. Le frein de ce dernier est normal. La partie supérieure de cette verge rudimentaire n'est pas recouverte par la peau.

A un centimètre au-dessus de la racine de la verge se voit la masse de la vessie exstrophiée. Elle est ovoïde : son petit axe vertical mesure 3 centimètres de hauteur, tandis que son grand axe transversal mesure 5 centimètres.

Sur les côtés latéraux de la ligne médiane se trouvent des saillies de la muqueuse hypertrophiée : sur ces saillies s'ouvrent les uretères. Sur la ligne médiane de la tumeur formée par la vessie exstrophiée, et se dirigeant vers la partie inférieure, on voit une saillie, une crête légère qui aboutit à un cul-de-sac, qui mesure un demi-centimètre de profondeur sur 2 millimètres de diamètre. Cette cavité n'est autre que l'utricule prostatique. Sur les deux côtés latéraux de cet utricule viennent s'ouvrir, par un orifice normal, les canaux éjaculateurs. Aucune trace d'ombilic. La peau du scrotum est régulièrement développée et garnie de ses poils. Le testicule droit est logé dans les bourses; il est normal et ne présente rien de particulier. Quant au testicule gauche, resté à l'anneau, il est comprimé d'avant en arrière et atrophié. La peau de l'abdomen se réunit latéralement aux bords de la tumeur vésicale, sans ligne de démarcation précise; il y a là en réalité une béance de la peau et de la ligne blanche, béance dans laquelle la vessie exstrophiée est venue faire hernie, en soudant ses bords latéraux à ceux de l'ouverture cutanée; la muqueuse vésicale se continue avec la peau, exactement comme la muqueuse labiale se continue avec les téguments de la face, ou la muqueuse anale avec ceux du périnée.

Face interne. — Vue par sa face interne, cette tumeur représente le trigone vésical.

Au-dessus d'elle existe un espace triangulaire à base de 4 cen-

timètres, allant en s'amincissant de plus en plus dans une longueur de 16 centimètres. L'apparence de ce triangle est blanchâtre
et nacrée. La dissection permet de reconnaître que c'est la ligne
blanche élargie; les muscles grands droits de l'abdomen sont normaux, mais écartés l'un de l'autre en raison même de l'écartement
de la ligne blanche. Sur le milieu de cet espace triangulaire aboutit
le cordon fibreux, resté de la veine ombilicale; on peut suivre ce
cordon jusqu'au niveau de la tumeur. Au même point aboutissent
les deux cordons fibreux, restes des artères ombilicales; pas le moindre vestige de l'ouraque. Sur les côtés latéraux de la tumeur aboutissent les uretères qui, en ce point, sont séparés l'un de l'autre par
une distance de 3 centimètres et demi. Ils vont s'ouvrir sur la face
antérieure de la tumeur, au niveau des mamelons dont nous avons
déjà signalé la présence sur les côtés latéraux de la ligne médiane.

Les canaux déférents de volume normal gagnent le fond de la
tumeur, longent le bord interne des vésicules séminales, reçoivent
les canaux de ces dernières et aboutissent, comme déjà nous l'avons
dit, sur les côtés latéraux de l'utricule prostatique situé à l'extrémité inférieure de la tumeur.

En arrière de la vessie exstrophiée, on voit une tumeur énorme
qui remplit tout le petit bassin. Cette tumeur n'est autre que l'ampoule rectale considérablement augmentée de volume en raison
même de l'absence de la vessie, absence qui, en effet, a permis à
l'extrémité inférieure de l'intestin de se développer outre mesure...

Le second fait, qu'il m'a été donné d'observer, a pour sujet
un homme placé dans le quartier des incurables de l'hospice Pellegrin de Bordeaux. C'est le malade que j'ai
opéré.

Obs. II. — A... (Pierre) est un homme vigoureux de 29 ans, que ses
parents ont abandonné dès sa naissance sans doute à cause du vice
de conformation dont il est congénitalement atteint. Jusqu'à 25 ans
cet individu est resté à l'hôpital des Enfants assistés, et depuis cet
âge il est pensionnaire de l'hospice Pellegrin. A... (Pierre) ne peut
donner aucun renseignement sur ses antécédents de famille, mais il
fournit sur son état de santé habituelle les meilleures références. Il
n'a jamais fait aucune maladie sérieuse, et le fonctionnement de
tous les organes de la nutrition est parfait, ainsi que le témoignent
son embonpoint, le calme de ses traits et sa puissante musculature.

A... (Pierre) est cependant atteint d'exstrophie de la vessie, ainsi
qu'il est facile de le constater dès qu'on le découvre. On voit alors
dans la région hypogastrique une tumeur ovoïde, d'un rouge vif,
sur laquelle s'applique à la partie inférieure une verge rudimentaire et autour de laquelle le scrotum, les aines et la paroi abdomi-

nale elle-même offrent des modifications que je vais passer successivement en revue.

La tumeur, qui constitue l'exstrophie, mesure 6 centimètres et demi suivant le diamètre transversal et 3 centimètres et demi suivant le diamètre vertical. Elle fait au-dessus du plan de la paroi abdominale un relief de 2 centimètres et demi environ. Sa surface est d'un beau rouge et on y voit 6 ou 7 mamelons, dont la grosseur varie du volume d'un gros pois, à celui d'une amande de noisette. Ces mamelons sont comme turgescents, surtout lorsque le malade vient de marcher ou de se tenir longtemps debout.

La verge fendue sur sa face supérieure est aplatie transversalement et fortement relevée du côté de la tumeur, sur laquelle elle s'applique de façon à la couvrir dans son tiers inférieur et à cacher les orifices des uretères, qui s'ouvrent au niveau de chacun de ses bords. Lorsqu'on ramène la verge en bas en la détachant de la tumeur, on voit l'urèthre entr'ouvert sur sa paroi supérieure et présentant la fosse naviculaire et la portion spongieuse. Le reste du canal se cache sous la saillie que forme la tumeur, et si on conduit dans cette gouttière uréthrale une sonde de femme, on la fait pénétrer d'environ un centimètre et demi, de telle sorte que l'urèthre mesure dans sa totalité 4 centimètres et demi. A l'état ordinaire la verge épispade forme un appendice de 2 centimètres et demi de longueur, qui atteint 4 centimètres et demi lorsqu'on l'étire. Son diamètre transversal est de 3 centimètres et demi. Somme toute, ce que l'on voit de prime abord, c'est le gland volumineux et dépourvu sur la face supérieure de son prépuce, qui forme en dessous une petite bourse, dont, chose curieuse, les dimensions varient d'un jour a l'autre. Cependant ces tissus préputiaux sont toujours flasques, épais, bien nourris, se détachant facilement du gland.

Au-dessous de la tumeur exstrophiée et de la verge, on voit un scrotum atrophié, comme collé sur les plans du périnée et sur lequel le raphé, au lieu de se dessiner en relief, est marqué par un sillon creux médian et longitudinal. De chaque côté les téguments présentent de grosses rides disposées sans ordre et séparant des tubercules ou mamelons. Les poils sont rares, mais l'épiderme est conservé et il n'y a aucune excoriation. Il est facile de se rendre compte par le toucher que le derme est fortement épaissi. C'est sur cette surface que coule incessamment l'urine, qui y dépose une sorte de mucus blanchâtre que le malade, très soigneux de sa personne, enlève par des lavages répétés.

Les testicules sont absents de ce scrotum aplati et on les trouve dans les aines, mobiles dans les trajets inguinaux. Lorsque le malade a marché ou s'est tenu longtemps debout, les anses intestinales repoussent la paroi abdominale au niveau des aines de façon à dessiner deux gros bourrelets. Le bourrelet du côté droit est surtout prononcé car il existe là une hernie volumineuse. Sous l'influence du repos ces masses globuleuses disparaissent, mais il existe toujours dans les plis inguinaux un certain relief. C'est qu'en effet les téguments à ce niveau sont épais et gras. Ils se laissent aisément saisir entre les doigts et on sent alors qu'ils sont souples, bien nourris et dans de bonnes conditions pour être détachés des parties sous-jacentes et transplantés.

Au-dessus de l'exstrophie on voit la peau de l'abdomen se distinguer par une ligne bien nette de la muqueuse; cependant dans une étendue d'un centimètre environ la peau est mince, fine, rougeâtre. Sur la ligne médiane et au point où se termine la petite bandelette de peau mince, on voit une petite dépression infundibuliforme, triangulaire, qui est probablement l'ombilic. Au-dessus de cette petite zone les téguments sont blanchâtres, glabres, lisses, ayant comme un aspect cicatriciel. Il est facile, en saisissant entre les doigts un pli de cette peau, de se convaincre que si elle est manifestement amincie, elle se laisse sans peine détacher des plans sous-jacents. On sent au-dessous d'elle l'existence des plans fibreux de la ligne blanche. Cette ligne est d'ailleurs considérablement élargie en raison de l'écartement des muscles droits, qu'il est facile de mettre en relief en priant le patient étendu dans la position horizontale de faire des efforts pour se relever et regarder son pubis.

Lorsqu'on applique le doigt entre le rudiment du scrotum et de la verge et qu'on déprime fortement les tissus, on ne sent pas de plan osseux sous-jacent mais bien une résistance fibreuse. Évidemment la symphyse pubienne manque, et ce qui le prouve encore, c'est qu'on retrouve très bien de chaque côté dans les aines la saillie des os du pubis et l'écartement qui les sépare est de 10 centimètres. La distance qui sépare l'une de l'autre les deux épines iliaques antérieure et supérieure est de 32 centimètres. La surface de la muqueuse exstrophiée jouit d'une sensibilité très obtuse (1), qui contraste avec l'exquise sensibilité de la muqueuse uréthrale surtout au niveau de la fosse naviculaire. Toute la surface de la vessie est habituellement recouverte d'une sorte de mucus filant, glaireux, incolore, abondant surtout dans le point où le pénis vient se rabattre sur elle.

Les urines qui distillent des uretères sont très claires, très limpides et acides. Comme je l'ai dit, elles ne sont cause d'aucune excoriation sur les surfaces qu'elles baignent sans cesse et n'y laissent pas déposer de concrétions calcaires. Le malade est capable d'entrer en érection et la verge turgide remonte à ce moment bien au-dessus de la tumeur. Au cours de rêves érotiques il arrive souvent que le patient se sent mouillé au niveau de la base de la verge d'un liquide blanchâtre, qui ressemble bien, d'après ce qu'il raconte, à du sperme. Malgré notre recommandation le malade n'a pu nous conserver ce liquide.

On sait qu'il a fallu arriver jusqu'en 1767 pour avoir,

---

(1) Sur cette vessie largement béante j'ai pu vérifier directement et à loisir cette vérité démontrée dans ces dernières années par le professeur Guyon : à savoir l'insensibilité de la muqueuse vésicale au contact.

grâce aux recherches de Devilleneuve, des notions saines et précises sur la véritable nature de l'exstrophie de la vessie. Ces notions semblent avoir découragé d'abord les chirurgiens, car pendant près d'un siècle ils n'ont recours qu'à un traitement palliatif bien imparfait et considèrent ce vice de conformation comme au-dessus de toute intervention thérapeutique. Il est cependant juste de dire que de temps en temps, durant cette longue période, se font jour quelques propositions de traitement chirurgical que les circonstances ne permettent pas de mettre à exécution.

A Dubois et Dupuytren revient le mérite d'avoir conçu, en 1806, la première opération destinée à remédier d'une façon définitive à l'exstrophie. Chez un enfant né depuis quelques jours avec ce vice de conformation, les deux éminents chirurgiens se proposaient de réduire la vessie, en rapprochant à l'aide d'un bandage compressif les os iliaques et les lèvres de l'hiatus abdominal de façon à en obtenir la réunion. La mort prématurée du petit malade ne leur permit pas de réaliser ce dessein.

Delpech, au dire de Grandjean, aurait également tracé le plan d'une opération, qui serait restée théorique. Je n'ai pu retrouver dans l'œuvre de Delpech le passage relatif à ce point et j'ignore les bases de la proposition de l'illustre chirurgien de Montpellier.

Comme Dubois et Dupuytren, Gerdy dans sa malheureuse tentative, dont l'histoire nous a été conservée dans la thèse de Jamain, fut guidé par le désir de fermer la vessie sur la ligne médiane après avoir avivé ses bords écartés, mais sans avoir au préalable rapproché les surfaces pubiennes.

Tels sont jusqu'en 1852 les seuls efforts faits pour remédier par une opération chirurgicale à l'exstrophie de la vessie. Cette année J. Roux (de Toulon) essaie de guérir par une intervention nouvelle et hardie un condamné du bagne atteint d'exstrophie. Après avoir rappelé le procédé de Gerdy, il trace le plan de deux nouvelles méthodes opératoires qui lui ont été suscitées par la considération de son cas. L'une de ces méthodes aurait pour principe d'ouvrir les uretères dans le rectum, la seconde consisterait à former à l'aide d'un lambeau cutané une vessie extérieure s'ouvrant dans la gouttière uréthrale, que l'on transformerait plus tard en un canal susceptible d'être fermé par un constricteur élastique.

Sans qu'il soit besoin d'insister sur la discussion à laquelle J. Roux se livre touchant la valeur de chacune de ces méthodes et sur les différents procédés qu'il propose pour satisfaire à leurs indications, on ne peut s'empêcher d'admirer la sagacité du chirurgien de Toulon, qui a su saisir d'emblée toutes les solutions du problème.

Dès cette époque en effet se dessinent d'une façon nette et précise les trois grandes méthodes que suivront désormais tous les opérateurs qui s'occuperont du traitement chirurgical de l'exstrophie de la vessie. Ces trois méthodes sont : *la suture directe des bords de la vessie exstrophiée; la dérivation du cours des urines; la reconstruction autoplastique de la paroi vésicale absente.*

C'est surtout vers cette dernière que se sont dirigés les travaux des chirurgiens; les premières n'ont eu que de rares partisans et, malgré les efforts qu'ont faits dans ces dernières années, pour entraîner vers elles, deux habiles chirurgiens allemands, la méthode autoplastique semble encore de nos jours rallier le plus grand nombre.

A ses débuts mêmes la méthode autoplastique créée par J. Roux, et que l'on appelle avec raison *méthode française* à cause de son origine, eut à lutter contre la méthode de dérivation des urines. C'est en effet à l'abouchement des uretères dans le rectum qu'avait eu recours Simon (de Saint-Thomas hospital) en 1851, un an avant que Roux, qui sans nul doute ignorait l'opération du chirurgien anglais, entreprît son autoplastie. Quelques mois après, Lloyd répétait avec une légère variante dans le manuel l'opération de Simon, qui fut encore pratiquée dans les années suivantes par Athol Johnson et Holmes des Sick Children's hospital. Quelques soins et quelque habileté que les opérateurs mirent à remplir leur programme, toutes ces tentatives se terminèrent ou par la mort ou par l'insuccès le plus complet.

La méthode autoplastique, lorsqu'elle fut connue en Angleterre, n'eut donc pas grand'peine à supplanter celle qui avait d'abord trouvé tant d'adhérents. Perfectionnée d'abord par d'habiles chirurgiens de notre pays, tels que Ad. Richard qui, en 1853, y appliqua le principe de l'autoplastie par doublure, Alquié qui en 1856 imagina de ne procéder à la restauration que par temps successifs, la méthode française n'y resta pas et elle nous revint quelques années après d'Amérique avec les succès retentissants de Pancoast et de Ayres, qui furent avec quelque surprise enregistrés par nos *Archives générales de médecine* elles-mêmes pour 1860. Elle fut d'ailleurs encore peu pratiquée dans son pays d'origine car, de 1860 à 1873, époque de la belle opération de Le Fort, il n'a été fait à ma connaissance chez nous que l'opération de Michel (de Strasbourg) rapportée dans la thèse inaugurale de Grandjean.

Mais dans cette période les chirurgiens anglais eurent l'occasion de la répéter un grand nombre de fois et d'y apporter d'heureux perfectionnements. Les noms de Holmes et de Wood doivent prendre place au premier rang dans ce stade de l'histoire du traitement chirurgical de l'exstrophie, non seulement à cause du nombre de leurs opérations (7 opérations pratiquées par Holmes et 8 exécutées par Wood), mais encore et surtout en raison des procédés ingénieux de restauration de la paroi vésicale, qu'ils imaginèrent. On verra, en effet, plus tard dans ce travail que c'est avec juste raison que l'opération de Wood a mérité la faveur du plus grand nombre des chirurgiens; c'est elle qui, malgré les deux heureux résultats qu'obtient Maury en 1871 par le procédé de J. Roux, s'acclimate en Amérique sous le patronage de John Ashhurst qui, de 1871 à 1874, la pratique trois fois. C'est encore à elle qu'a recours le professeur Le Fort dans sa belle opération de 1872-1873; mais l'habile chirurgien y ajoute un tel perfectionnement dans la transplantation du prépuce au-dessus de la verge de manière à recouvrir sûrement la partie inférieure de l'exstrophie et à prévenir la rétraction du tablier abdominal, qu'il crée véritablement une opération nouvelle.

Jusqu'ici, on le voit, les tentatives de l'exstrophie sont restées à l'état isolé ; pratiquées pour ainsi dire au hasard de la clinique, elles ont été publiées soit dans les recueils périodiques, soit dans les comptes rendus des sociétés savantes sans émouvoir beaucoup le monde médical et soulever de discussions dignes de nous arrêter. A partir de l'année 1875 on peut dire que l'intervention chirurgicale dans l'exstrophie vésicale a conquis droit de cité, car depuis lors il n'est guère d'année où cette intéressante question ne soit portée à la tribune des sociétés scientifiques.

Cette série de travaux divers s'inaugure par un important mémoire lu par Thiersch, déjà bien connu par ses belles opérations autoplastiques, au 4° congrès de la Société allemande de chirurgie en 1875. Le professeur de Leipzig, se fondant sur la pathogénie même du vice de conformation, ne reconnaît qu'à la méthode autoplastique le pouvoir d'y remédier efficacement et décrit avec le plus grand soin son procédé de restauration de la paroi absente, à l'aide de lambeaux multiples transplantés par temps successifs sur l'hiatus vésical. La même année un chirurgien du même pays, Hirschberg, publie un heureux succès obtenu par un procédé un peu différent, chez un jeune garçon de 15 mois.

L'excellente thèse de Valdivieso, soutenue à la Faculté de Paris en 1876, marque une étape importante, car pour la première fois se trouve discutée et sainement appréciée la valeur des opérations autoplastiques comparées aux autres méthodes de traitement. Ce travail, où se trouvent rassemblés de nombreux documents, a d'ailleurs pour point de départ l'observation du professeur Le Fort, et on y retrouve les idées que développe la même année devant la Société de chirurgie l'ingénieux opérateur.

Kocher en présentant, à la séance du 2 mai 1876 de la Société médico-pharmaceutique de Berne, un jeune exstrophié, se déclare aussi partisan des procédés autoplastiques et insiste sur la longueur et la minutie des détails opératoires.

L'année suivante, Hagenbeck Burckhardt provoque à la Société de médecine de Bâle une discussion, au cours de laquelle plusieurs membres, admettant la pathogénie proposée par Thiersch, se prononcent pour la reconstitution de la paroi à l'aide de tissus empruntés. De ce nombre est Demme, qui montre aussi toute l'importance des opérations en plusieurs temps.

En 1880, Th. Anger, à propos d'une communication du professeur Duplay à la Société de chirurgie sur le traitement chirurgical de l'épispadias, rappelle un fait personnel d'exstrophie vésicale opéré avec succès par le procédé de Richard. La paroi antérieure du réservoir fut parfaitement refaite, et celle de l'urèthre l'eût été par une opération complémentaire, si le malade n'avait été inopinément emporté par la variole.

La même année paraît en Angleterre un court mais substantiel travail de Greig Smith, dans lequel l'auteur rapporte deux tentatives heureuses, et entre dans des détails opératoires minutieux sur le procédé de réfection de la paroi vésicale. Les idées, qui y sont exposées, provoquent de la part de Wood une réponse où le créateur du procédé généralement employé aujourd'hui rectifie quelques détails d'interprétation du manuel ordinairement suivi.

La lecture des travaux, que je viens de rappeler, semblerait montrer que jusqu'en 1880 la méthode autoplastique avait à tout jamais triomphé de ses deux rivales, car dans une période de plus de vingt années on ne relève que l'observation de Rigaud en France, se rapportant à la méthode de suture directe des bords de l'hiatus vésical, et celle de Thomas Smith en Angleterre, appartenant à la méthode de dérivation du cours de l'urine.

Il n'en est rien, car cette année même Sonnenburg revient à cette seconde méthode, mais en en modifiant radicalement les bases, car, s'appuyant sur les expériences de Gluck et Zeller, il ne propose rien moins que l'extirpation du réservoir exstrophié et l'abouchement des uretères dans la gouttière pénienne. Innovation hardie qui ne rencontre pas d'écho même en Allemagne, et est formellement repoussée par Bardeleben et par Thiersch dans la discussion soulevée à ce sujet au 11ᵉ congrès de la Société allemande de chirurgie.

Bientôt aussi reparaît rajeunie la vieille proposition de Dubois et Dupuytren de réunir les bords de la vessie après rapprochement des pubis. C'est Trendelenburg (de Bonn) qui, en 1881, mit à exécution avec un succès relatif ce projet seul capable à ses yeux de réaliser l'opération idéale de l'exstrophie : à savoir la constitution d'une cavité tout entière tapissée de muqueuse. Cette méthode n'a guère recueilli plus d'adhérents que celle de Sonnenburg, car si Passavant et Heydenreich (de Nancy) en France la recommandent théoriquement, elle n'a été, à ma connaissance, pratiquée que par son promoteur.

Du reste le bruit qu'ont fait de l'autre côté du Rhin ces opérations n'a pas détourné les chirurgiens des autres pays de la pratique de la méthode autoplastique, de la méthode française. A elle reviennent les succès de Georges Schrady et de Gay en Amérique, de Parker, de Greig Smith, de Mayo Robson en Angleterre, de Caselli en Italie. Un cas malheureux communiqué en 1886 à l'Académie de médecine d'Irlande, par Bennett, est devenu le point de départ d'une discussion intéressante sur les conséquences ultérieures de la restauration de la paroi vésicale, à laquelle Wheeler et Stakes apportent en même temps que des opérations nouvelles des éléments que j'aurai à utiliser. Enfin dans ces deux dernières années, par deux opérations remarquablement conduites, l'une publiée dans l'*Union médicale* et l'autre communiquée à la Société de chirurgie où elle a soulevé une très courte discussion, G. Richelot a bien montré tout ce que la chirurgie antiseptique était en droit d'attendre de la méthode imaginée par Roux.

CHAPITRE II

MÉTHODES DE DÉRIVATION DU COURS DE L'URINE

SOMMAIRE

Reposant sur le même principe fondamental, les deux méthodes de dérivation de l'urine se différencient en ce que l'une abouche les uretères dans l'intestin et conserve la vessie, tandis que l'autre abouche les uretères à la paroi abdominale et extirpe le viscère exstrophié. — Le première méthode repose sur une conception physiologique fausse qui frappe d'impuissance tous ses procédés si ingénieux qu'ils soient. — Le procédé de Simon consiste à créer une fistule bimuqueuse entre l'uretère et le rectum. — Il est difficile, aveugle, mais chirurgicalement réalisable, ainsi que le prouve l'opération faite par son auteur : le malade semble en effet avoir succombé à la pyélonéphrite et non aux conséquences des manœuvres. — Holmes, pour éviter la blessure du péritoine essaya, dans un premier procédé, de creuser à travers le périnée un tunnel mettant en communication l'uretère avec le rectum : il ne put obtenir la conservation de la perméabilité de ce trajet et abandonna lui-même son idée. — Lloyd, sans souci du péritoine, traverse hardiment du rectum vers la vessie tous les tissus interposés et crée ainsi une fistule vésico-rectale, vers laquelle une opération complémentaire réalisant une sorte d'infundibulum aurait dirigé toutes les urines, si son malade n'était pas mort des suites de l'ouverture du péritoine. — Azel Johnson seul renouvela cette tentative avec un égal insuccès. — Holmes dans son second procédé établit aussi une fistule vésico-rectale en prévenant l'ouverture du péritoine grâce à l'emploi d'une pince qui détruit les tissus par mortification. Son malade échappe à la mort, mais les urines continuent à baigner la surface exstrophiée. — Dans un troisième procédé resté théorique, Holmes se proposait de disposer la fistule vésico-rectale de telle sorte que les uretères vinssent s'ouvrir dans la continuité même de son trajet. — L'auteur de ce mémoire pense que, si la création de cette fistule était indiquée, il vaudrait mieux l'établir directement à l'aide du bistouri. — Thomas Smith abouche chez un enfant par deux opérations successives chacun des deux uretères dans le colon correspondant. — Son malade succombe de collapsus après la seconde opération et l'autopsie montre l'imperméabilité du premier uretère opéré. — La seconde méthode de dérivation de l'urine a été inspirée par les expériences de Gluck et Zeller, sur l'extirpation de la vessie chez les chiens. Ils ont montré que tout le succès de l'opération résidait dans l'abouchement des uretères à la paroi abdominale. — Les expériences de Bardenheuer confirment cette observation. — Plan théorique de l'opération d'extirpation de la vessie chez l'homme. — Cette extirpation a été pratiquée par Sonnenburg dans le cas d'exstrophie vésicale trois fois. — Tout dernièrement Novaro a conseillé à nouveau la greffe des uretères sur le rectum, puis l'extirpation de la vessie. Les résultats de ces expériences sont loin d'être encourageants et d'infirmer la proposition de Gluck et Zeller.

Les méthodes qui font l'objet de ce chapitre ont pour principe de détourner le cours des urines de la surface de la vessie exstrophiée. Elles sont au nombre de deux : l'une dérive l'urine du côté de l'intestin transformé ainsi en *réservoir d'occasion*, l'autre abouche directement les uretères dans un endroit déclive de la région pubienne, de façon à rendre plus facile l'application d'un appareil collecteur de l'urine.

On verra plus tard toute l'importance qu'il y a à distinguer l'une de l'autre ces deux méthodes qui se différencient encore par le caractère opératoire suivant. La première ne touche guère à la vessie, tout au plus cherche-t-elle par une opération complémentaire autoplastique à protéger sa surface vive, la seconde au contraire plus radicale enlève le viscère exstrophié.

En réalité ce sont deux méthodes différentes à bien des points de vue, mais comme elles ont pour principe commun la dérivation de l'urine et que l'une a été opératoirement inspirée par l'autre, je n'ai pas voulu séparer leur étude.

I. *Méthode de dérivation des urines avec abouchement des uretères dans l'intestin et conservation de la vessie.* — On l'a vu à l'historique, la première en date de ces méthodes est celle qui se propose de dériver l'urine vers l'intestin. Bien qu'ainsi que je le dirai plus tard elle repose sur une conception physiologique fausse, qui en compromet singulièrement les résultats, elle est ingénieuse et à ce titre seul elle mériterait de fixer l'attention si les procédés opératoires qu'elle met en œuvre ne venaient pas ajouter encore à son intérêt. C'est ce qui m'engage à y insister.

Procédé de Simon. — A Simon (de Saint-Thomas hospital) revient le mérite d'avoir conçu et exécuté la première opération relevant de cette méthode. Ayant pour but d'aboucher les uretères dans le rectum, il s'ingénia à trouver un procédé opératoire qui lui permît de ne pas intéresser le péritoine. Des opérations préalables sur des chiens lui avaient en effet démontré la gravité de l'ouverture de cette séreuse, et l'examen d'un certain nombre de pièces d'exstrophie vésicale ne lui avaient guère permis de combiner un plan opératoire mettant sûrement à l'abri de toute atteinte cette redoutable membrane. Il crut cependant qu'on pouvait mettre à profit, sans trop de danger, le rapport assez immédiat qui existe entre les uretères et le rectum au moment où, après avoir plongé de la vessie exstrophiée vers le petit bassin ils se réfléchissent pour remonter vers le rein.

A cet effet il fit construire une sorte de sonde, dont le canal intérieur était divisé suivant sa longueur en deux compartiments par une cloison. Chacun de ces compartiments renfermait un stylet terminé par une aiguille dans le chas de laquelle se trouvait entraîné un fil. Ainsi armée de ses deux stylets, la sonde devait être conduite par l'uretère au contact du rectum. A ce moment un coup brusque imprimé à chacun des stylets devait faire traverser à leur pointe les parois de l'uretère et du rectum et dégager dans le calibre de ce dernier le plein des fils. On attirerait alors par l'anus l'un de leurs chefs, tandis que l'autre resterait engagé dans l'uretère et sortirait par le méat vésical. Il suffirait alors de tirer sur les deux extrémités des fils pour exercer une pression sur le pont séparant les deux ponctions uretéro-rectales, le mortifier et obtenir, grâce aux adhérences inflammatoires s'organisant entre les deux conduits, une fistule bimuqueuse.

Tel était le plan de Simon. Il n'est pas sans analogie avec celui qu'ont suivi Deguise et Malgaigne pour dériver le cours de la salive vers la cavité buccale dans le cas de fistule du canal de Sténon.

Un accident survenu à l'instrument obligea le chirurgien à modifier un peu son opération qui fut exécutée de la façon suivante.

Il s'agissait d'un jeune garçon de 13 ans, affecté d'une exstrophie de la vessie avec épispadias et écartement du pubis de 4 centimètres environ. La vessie formait une tumeur très saillante, mais les orifices des uretères étaient très visi-

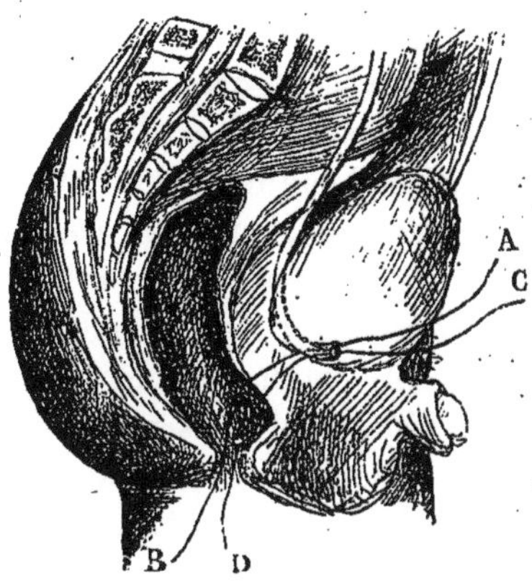

Fig. 1. — Procédé de Simon (*Premier temps*) (1).

A B, C D. Fils conduits par l'intermédiaire de l'uretère à travers la cloison
uretéro-rectale.

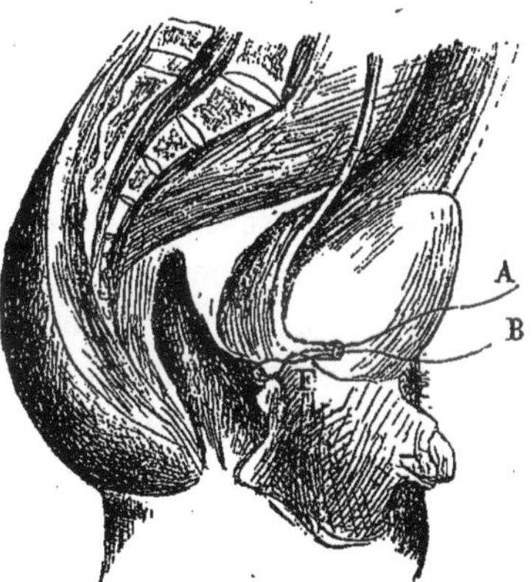

Fig. 2. — Procédé de Simon (*Deuxième temps*).

Les extrémités anales B, D de la figure précédente ont été nouées ensemble et le
fil C D attiré par l'uretère a entraîné le fil A B de façon à former en E une anse
qui serrée du côté de la vessie en F étrangle et mortifie les tissus qu'elle enserre.

(1) Toutes les figures de ce mémoire sont originales et inédites. Un interne
distingué des hôpitaux de Bordeaux, M. Lamarque, a bien voulu les dessiner
sur mes indications. Je suis heureux de lui en exprimer ici tous mes remer-
ciements. Elles aident à la compréhension de mon texte, et l'habile dessina-
teur est ainsi devenu pour moi en maints endroits un précieux collabora-
teur.

bles et facilement accessibles. Le 5 juillet 1851, le malade étant chloroformé, Simon introduit la sonde dont j'ai donné précédemment la description dans l'uretère et la fait cheminer dans ce canal qu'il explore pour bien se rendre compte de la distance à laquelle il fallait agir. L'instrument étant soutenu par un aide, Simon exerce une douce pression sur le manche du stylet pour faire la perforation. N'ayant pu y parvenir à cause de la trop grande faiblesse des stylets et de leur ressort, l'opérateur prend une autre sonde analogue, mais plus simple et plus forte, ne contenant qu'un stylet, qu'il avait également fait construire par prévision à l'avance. Il l'introduit de la même façon dans l'uretère, perfore cette fois sans difficulté ce conduit et le rectum et attire au dehors l'une des extrémités du fil, dont le stylet était armé, tandis que l'autre chef sort par l'uretère. Un second fil est ensuite porté avec le même instrument dans ce même uretère, seulement il perfore les parois uretéro-rectales à environ un demi-pouce au-dessous du premier fil. Comme précédemment l'un des chefs du dernier fil est attiré par l'anus, l'autre sortant par l'orifice vésical de l'uretère (fig. 1). Les deux extrémités anales des deux fils sont alors nouées ensemble et le second fil attiré par l'uretère entraîne le premier par l'orifice de la seconde ponction. Cette manœuvre permet d'embrasser dans le plein du premier fil, désormais seul utile, la portion des parois de l'uretère et du rectum comprise entre les deux piqûres et de former une anse qui, serrée du côté de la vessie, étrangle et mortifie les tissus qu'elle étreint (fig. 2). La même opération est répétée du côté opposé.

Toutes ces manœuvres ont été longues et difficiles, cependant le malade les a bien supportées. On prescrit trente gouttes de laudanum, afin de mettre les intestins au repos. Le malade ne va pas à la garde-robe pendant six jours et, sauf un début de péritonite, qui est entravé par un traitement énergiquement antiphlogistique, tout marche d'abord fort bien. Au 10ᵉ jour l'urine commence à se déverser dans le rectum, et au bout de trois semaines quelques gouttes seulement passent par les uretères, la presque totalité étant recueillie dans l'ampoule rectale et évacuée avec les selles. Les ligatures des deux côtés sont toujours en place. Le 26e jour, comme les tissus qu'ils étranglent ne se coupent pas sous l'influence d'une légère traction, on resserre les fils et on s'assure, par l'examen des parties, que la communication entre les uretères et le rectum existe. On peut engager dans cet orifice un cathéter de moyen calibre. Le 30e jour un des fils se détache : le malade l'enlève lui-même et il s'écoule à la suite une petite quantité de pus. Le second fil tombe le 40e jour et sa chute est accompagnée d'un écoulement abondant de pus par l'anus. Au 50e jour, vives douleurs abdominales; pouls faible; sangsues sur le point douloureux et purgatif. Au 60e jour l'urine sort presque toute par l'anus, la surface vide de la vessie semble avoir diminué, elle n'est pas aussi rouge. L'état général s'est relevé, bon appétit et sommeil. Vers le 80e jour l'urine reprend en grande partie son chemin primitif et coule en abondance à la surface de la vessie, malgré les précautions qu'on prend d'obturer les uretères à l'aide de compresses. Au 3e mois le malade est bien et ne présente plus aucun accident inflammatoire. A ce moment Simon réunit les lèvres des orifices des uretères au moyen de sutures à épingles, comme pour le bec-de-lièvre. Insuccès. Au 7e mois on constate que les fistules uretéro-rectales sont rétrécies et on reconnaît la présence de calculs dans chaque uretère; quelques-uns même sortent pendant l'examen. A partir de ce moment la santé du malade décline, il a des accès de fièvre, s'amaigrit et meurt neuf mois après l'opération.

L'autopsie montra que les fistules uretéro-rectales situées à environ 5 centimètres au-dessus de l'anus étaient organisées. Le cul-de-sac du péritoine n'avait pas été intéressé, mais il y avait cependant « les signes d'une inflammation péritonéale » au voisinage des uretères, « ce qui fit supposer qu'il avait dû se produire une légère infiltration d'urine.

J'ai tenu à faire suivre l'exposé des manœuvres employées dans cette opération, de cet intéressant récit clinique, qui montre que le malade n'a que très indirectement succombé aux suites de l'entreprise chirurgicale. En effet, bien que l'autopsie soit muette sur l'état des reins, il est infiniment probable, étant donné l'évolution des accidents présentés par le malade pendant sa vie et les calculs nombreux qui bourraient ses uretères, qu'il a été emporté bien plutôt par la pyélonéphrite que par la péritonite. Assurément l'opération de Simon est aveugle : si elle met à peu près à l'abri de la blessure du péritoine, elle agit bien près de son cul-de-sac et expose par-dessus tout à l'infiltration de l'urine. Le petit malade de Simon a été assez heureux pour échapper à ces accidents, c'est là une chance que n'auraient sans doute pas eue les malades traités de la sorte, si l'opération avait jamais été répétée. Aussi pensé-je que ce fait ne saurait servir d'exemple. Comme le dit fort bien Holmes (de Sick Children's hospital) « le danger et la difficulté, qui s'attachent à l'opération de M. Simon, paraissent l'emporter sur les avantages qu'elle peut offrir ».

Premier procédé de Holmes. — Cependant Holmes reconnaît quelque valeur au principe de la création d'une voie fistuleuse servant à la dérivation des urines des uretères vers le rectum. Mais au lieu de l'établir dans la cavité même du petit bassin au risque de blesser des organes importants, il eut l'idée de la creuser dans l'épaisseur des tissus du périnée. A cet effet, ayant pris des conduits métalliques flexibles, il les introduisit très près des orifices des uretères à la vessie et les fit pénétrer sous la peau du périnée de façon à les conduire dans le rectum aussi loin que possible de l'anus (fig. 3). Il voulut alors faire pénétrer l'extrémité vésicale de ces tubes dans la lumière des uretères, mais il fut obligé d'y renoncer en raison de la trop grande courbure qu'il dut leur donner et qui effaçait complètement leur calibre. Il se contenta donc de les laisser quelques heures en place, leur orifice vésical étant libre. Comme il s'y attendait,

les trajets ainsi créés ne s'organisèrent pas en fistule définitive, et au bout de quelques mois ils se refermèrent sans
que l'urine, qui s'écoulait librement à la surface de la
vessie, eût suivi ces canaux de dérivation.

Le procédé de Holmes a l'avantage d'agir loin de la zone
péritonéale et des tissus facilement infiltrables du petit
bassin, mais cette *tunnellisation transpérinéale* est bien aléa-

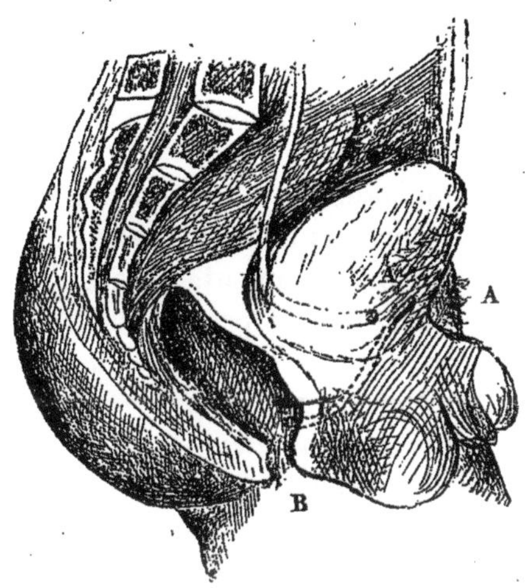

Fig. 3. — Premier procédé de Holmes. — Tunnellisation transpérinéale.
A B. Tube métallique flexible établissant une communication à travers le périnée
entre la surface vésicale exstrophiée ot l'ampoule rectale.

toire, sinon encore bien dangereuse, et je ne la considère pas
comme un progrès.

Du reste, son auteur la condamne lui-même, et, ayant eu à
traiter un autre enfant atteint d'exstrophie, abandonna le
principe de Simon pour prendre celui déjà mis en œuvre
par Lloyd et que je vais décrire.

Procédé de Lloyd.— Le chirurgien de Saint-Bartholmew's
hospital, sans se mettre en peine du péritoine, traverse hardiment les parois antérieure du rectum et postérieure de
la vessie à l'aide d'un trocart armé d'un écheveau de fil,
qu'il a fait au préalable pénétrer d'une certaine hauteur

dans l'intestin en se guidant sur son indicateur de la main gauche. La ponction faite, l'écheveau en remplit l'orifice et sort à la fois par l'anus et la vessie.

Lloyd se flattait d'obtenir une inflammation adhésive, qui eût ménagé à travers les tissus traversés une fistule vésico-rectale. C'était là bien entendu le premier temps d'une opération, dont le second aurait eu pour but de créer par un procédé autoplastique un infundibulum conduisant les urines dans le rectum, sinon une paroi antérieure à la vessie. Le malade, homme de 30 ans, fut emporté le 7e jour par une péritonite, cette séreuse ayant été intéressée ainsi que le révéla l'autopsie.

Cette opération répétée par Athol Johnson, au dire de Holmes, eut la même issue fatale, ce qui ne doit guère surprendre, puisque brusquement, sans qu'on eût provoqué d'adhérences péritonéales préalables, la cavité de cette séreuse se trouva ouverte, et ouverte au contact d'un liquide éminemment phlogistique.

Second procédé de Holmes. — C'est pour prévenir cette péritonite que le chirurgien de Sick Children's hospital eut l'idée de déterminer la formation de la fistule vésico-rectale en provoquant par la pression continue la mortification des tissus. Pour cela il se servit d'une pince rappelant l'entérotome de Dupuytren. Une des branches fut introduite dans le rectum et l'autre appliquée sur la muqueuse de la vessie exstrophiée ; elles furent alors serrées graduellement à l'aide d'un écrou, et au bout de quelques jours une large communication fut établie entre la vessie et le rectum « aux dépens du tissu sous-péritonéal ». La séreuse d'ailleurs eût-elle été intéressée, qu'il y a tout lieu de croire que le résultat eût été aussi heureux. Mais si Holmes parvint par ce moyen à établir une fistule entre la vessie et le rectum, il n'en retira pas tout le bénéfice qu'il en attendait, car les urines continuèrent à s'écouler en partie à la surface de l'organe exstrophié. En vain essaya-t-il de refaire une paroi antérieure à la vessie. Des douleurs intolérables et des matières sablonneuses, qui s'amassaient dans le réservoir, l'obligèrent à détruire la paroi artificiellement créée et à laisser se fermer l'orifice vésico-rectal.

Troisième procédé de Holmes. — Attribuant son insuccès à ce que la pince placée entre les orifices des deux uretères ne les avait pas intéressés et que par conséquent ces conduits continuaient à déverser l'urine à la surface de la vessie, Holmes, dans un procédé qu'il n'a pas eu occasion de mettre à exécution, se proposa de faire déverser directement les uretères au niveau même de l'orifice de communication. Pour cela il avait l'intention de disposer d'abord dans les uretères une sonde de façon à prévenir l'effacement de leur calibre, puis de comprimer comme précédemment entre les branches d'une pince à écrou les tissus intermédiaires à la vessie et au rectum. Les larges mors de cette pince s'étendant d'un uretère à l'autre devaient assurer la mortification de la partie terminale de ces conduits, afin qu'une fois le trajet fistuleux formé, les uretères vinssent s'ouvrir dans sa continuité.

A l'époque où l'antisepsie était inconnue et où la chirurgie abdominale était encore dans l'enfance, la création d'une fistule vésico-rectale par mortification pouvait être considérée comme un progrès réel, que doivent détrôner aujourd'hui les moyens sûrs et rapides qu'a le chirurgien de s'ouvrir une voie directe jusqu'aux viscères abdominaux les plus profonds. Aussi proposerai-je, dans le cas où serait formelle l'indication d'établir une fistule vésico-rectale, de se servir du bistouri. Usant d'une antisepsie rigoureuse et détournant momentanément le cours des urines du champ opératoire à l'aide de sondes introduites dans les uretères, on inciserait d'abord la paroi postérieure de la vessie, puis on irait à la recherche du rectum que l'on suturerait au pourtour de la plaie vésicale comme on suture l'estomac à la paroi abdominale dans la gastrostomie. De cette façon seraient évitées au malade la longueur et la douleur qu'exige la mortification des tissus par pression ; de plus, la fistule serait établie avec une méthode et une régularité qui seraient les plus sûrs garants de son bon fonctionnement. L'ouverture du péritoine au cours de l'opération, loin de constituer un danger, ne rendrait que plus rapide la formation des adhérences, et les anses de l'intestin grêle, dont paraît s'être peu préoccupé Holmes, seraient évitées, garantie que ne saurait offrir la pince dans les cas où le cul-de-sac vésico-rectal, qui les contient, descend trop près du périnée.

L'opération sanglante, que je propose, ne serait certes pas plus hardie que celle que je suis maintenant conduit à exposer. Cette opération a été sans doute inspirée à son auteur par les beaux succès de la néphrectomie, qui lui ont appris le peu de danger des manœuvres rétro-péritonéales. C'est encore à un chirurgien anglais, Thomas Smith (de Saint-Bartholomew's hospital) que revient le mérite d'avoir imaginé et exécuté ce nouveau procédé. Il diffère des précédents en ce qu'au lieu de dériver les urines dans le rectum, on les détourne dans un point plus élevé du gros intestin, dans les colons ascendants ou descendants suivant le côté. A cet effet les uretères sont directement abouchés à la portion voisine de l'intestin.

Procédé de Thomas Smith. — L'opération fut pratiquée sur un enfant de 7 ans, dont l'exstrophie présentait les caractères habituels de ce vice de conformation. Le 9 juin on introduit dans l'uretère gauche un cathéter en gomme élastique aussi loin que possible. On incise transversalement la région des lombes gauches et on découvre le colon et le rein. On va alors à la recherche de l'uretère que l'on a la plus grande peine à trouver, tant il est profondément situé. Cependant on parvient à l'accrocher avec une aiguille à anévrisme et on le coupe aussi loin que possible. Son bout supérieur est ensuite détaché des parties environnantes et on a le soin de conserver dans cette dissection le tissu conjonctif péri-urétéral. On suture ensuite avec du fin catgut le conduit libéré à la partie supérieure du colon; puis, une petite incision étant faite à l'intestin, on fait pénétrer l'uretère d'environ un demi-pouce dans son calibre et on suture avec soin au catgut phéniqué les lèvres de la plaie du colon au tissu conjonctif péri-uretéral. L'incision cutanée est rétrécie à chacune des extrémités par un ou deux points de suture.

Aucun accident pendant 6 jours, l'urine passe tout entière par l'intestin sans provoquer d'autres phénomènes qu'une plus grande liquéfaction et une plus grande fréquence des selles.

Au 7e jour la plaie lombaire donna passage à de l'urine et à des matières fécales, et l'enfant fut pris de diarrhée et de fièvre pendant plus d'un mois. Au bout de ce temps sa santé se rétablit, cependant il dut encore garder le lit jusqu'au 3e mois. La plaie lombaire ne se ferma pas et il resta une fistule qu'on opéra par avivement et suture au bout de 8 mois et dont la guérison ne fut obtenue qu'un an après l'opération.

Quatorze mois après cette première opération on procéda de la même manière à l'abouchement de l'uretère droit dans le colon ascendant. Les manœuvres opératoires de ce côté furent moins longues et plus faciles que celles du côté gauche. Comme le catgut, qui avait servi à réunir l'uretère droit à l'intestin, s'était résorbé avant que la réunion fût suffisamment solide entre les deux conduits, on employa pour l'uretère gauche des *sutures au fil d'argent*. Puis on sutura et draina la plaie cutanée.

Le malade eut une nuit assez tranquille, mais dès le lendemain il y eut suppression complète des urines et des matières fécales, le malade tomba dans le collapsus et succomba 50 heures après l'opération.

A l'autopsie on trouva le péritoine sain. L'uretère gauche (le premier opéré) s'abouchait dans le colon descendant au niveau de l'artère iliaque primitive. Le bassinet du rein de ce côté était distendu par un liquide clair, ayant l'apparence de l'urine; le parenchyme de l'organe avait disparu et le rein était transformé en une poche fibreuse renfermant du liquide. La *portion d'uretère reliée* au rein avait un pouce et demi de long : son calibre était imperméable et un stylet ne put être conduit dans son intérieur du rein vers l'intestin.

Du côté droit (le deuxième opéré), l'uretère s'abouchait un peu au-dessus de l'artère iliaque primitive. On trouva 3 ou 4 petites collections de pus dans le tissu périrénal. Le rein très hypertrophié avait le volume d'un rein d'adulte. Sa capsule adhérait fortement à la substance corticale ; cette dernière était ramollie et friable, on y observait de petits kystes ; la substance médullaire était également molle. Il y avait une certaine quantité d'urine dans le bassinet et le bout supérieur de l'uretère, et c'est avec quelque peine qu'on put faire pénétrer un stylet de la cavité de l'uretère dans celle du colon.

Il n'est pas douteux que la mort du malade de Thomas Smith soit le résultat de la deuxième opération, et son mécanisme me semble s'expliquer par l'état antérieur des reins plutôt que par l'inflammation périrénale. En effet le gauche n'existait plus au point de vue fonctionnel et le droit était suffisamment dégénéré pour que la poussée congestive réflexe consécutive aux manœuvres sur l'uretère déterminât des accidents rapidement mortels. J'aurai occasion de revenir sur ces considérations lorsque j'apprécierai les divers procédés non plus seulement au point de vue de l'opération en elle-même, mais au point de vue de ses suites.

C'est aussi dans une autre partie de ce travail que j'exposerai les résultats fonctionnels et orthomorphiques des opérations relevant de la première méthode de dérivation des urines, ayant pour caractéristique la conservation de la vessie exstrophiée.

II. *Méthode de dérivation des urines avec abouchement des uretères à la paroi abdominale et extirpation de la vessie.* — Si parfait que puisse être, au point de vue du détournement du cours de l'urine, le résultat fourni par la méthode précédente, le vice de conformation n'en persiste pas moins avec ses nombreuses autres incommodités. C'est ce qui explique pourquoi un certain nombre de chirurgiens ont poursuivi par des opérations autoplastiques longues et délicates la restauration de la difformité.

Dans ces derniers temps un petit nombre d'opérateurs plus hardis ont singulièrement simplifié le problème chirurgical en supprimant tous les inconvénients de l'exstrophie de la vessie par la suppression de l'organe exstrophié. C'est là, avec l'abouchement des uretères en tout autre endroit que l'intestin, la caractéristique de la deuxième méthode.

Elle est de date toute récente et ce sont les recherches expérimentales de Gluck et Zeller (de Berlin) sur des chiens, qui ont conduit Sonnenburg à son procédé d'extirpation de la vessie exstrophiée. Le point le plus intéressant mis en relief par ces expériences, ce n'est pas tant d'avoir montré la possibilité de pratiquer l'extirpation extra-péritonéale de la vessie que d'avoir bien su déterminer les conditions de réussite de cette opération. Ces conditions de succès résident tout entières dans le point d'abouchement des uretères. En effet, lorsqu'on suture l'extrémité de ces conduits à la paroi abdominale ou à l'urèthre, les animaux survivent toujours à l'opération ; par contre ils meurent tous lorsqu'on greffe les uretères sur le rectum. C'est à l'infiltration d'urine, à l'épanchement des matières fécales dans l'abdomen que succombent alors dès les premiers jours les chiens opérés de la sorte. Échapperaient-ils d'ailleurs à ces accidents immédiats qu'ils seraient encore sérieusement menacés dans leur existence par des complications ultérieures, si l'on s'en rapporte aux expériences plus récentes de Bardenheuer (de Cologne). Ce chirurgien étant parvenu à conserver sains et saufs pendant un assez long temps des chiens, chez lesquels il avait abouché dans le rectum *un seul uretère*, constata que tous finissaient par être atteints de dilatation de l'uretère et d'hydronéphrose, conséquence du rétrécissement de l'orifice mettant en communication l'intestin et l'uretère.

Partant de ces données expérimentales, Gluck et Zeller se sont ingéniés à tracer sur le cadavre le programme d'une opération qui, une fois l'extirpation de la vessie faite, permît de disposer l'extrémité des uretères dans les conditions les plus propices au port d'un appareil prothétique collecteur des urines, puisque l'intestin ne pouvait les recevoir sans danger. A cet effet, après avoir extirpé la vessie sans ouvrir le péritoine, ils proposent de pratiquer une uréthrotomie externe et, attirant avec une pince les uretères au niveau de la plaie uréthrale, de suturer exactement les orifices de ceux-ci aux lèvres de celle-là. Le petit bassin sera ensuite sur le vivant bien lavé antiseptiquement et la plaie abdominale refermée.

Proposée surtout en vue de l'extirpation de la vessie atteinte de néoplasie maligne, l'opération de Gluck et de Zeller n'a, à ce que je sache, jamais été réalisée sur l'homme vivant pour obéir à une semblable indication ; mais elle a été pratiquée par Sonnenburg dans le cas d'exstrophie du réservoir urinaire.

Le premier malade, chez lequel cette opération a été exécutée, était un garçon âgé de 9 ans, dont la vessie mal conformée faisait un relief considérable. L'extirpation du viscère faite, Sonnenburg a suturé les uretères dans la gouttière creusée à la face supérieure de la verge rudimentaire, puis il a refermé l'ouverture abdominale, en faisant glisser de chaque côté les téguments de l'abdomen. Le patient a guéri rapidement, car après deux mois et demi il pouvait se lever et porter un appareil sans fatigue ni danger pour la cicatrice. Deux autres enfants tout jeunes, âgés de trois ou quatre semaines, ont été également opérés par Sonnenburg, d'une façon moins complète toutefois, car les uretères ont été laissés en place, c'est-à-dire abouchés à la paroi abdominale. Je reviendrai d'ailleurs sur ces opérations pour en apprécier la valeur thérapeutique, je les signale seulement

ici pour montrer la possibilité, sinon la facilité de ces inter-
ventions hardies et le peu de risque opératoire qu'elles font
courir.

J'ai au début même de ce paragraphe fait ressortir les
conditions essentielles de succès de l'extirpation de la vessie,
à savoir le non-abouchement des uretères dans l'intestin.
Les expériences de Novaro, communiquées cette année
même au congrès de la Société italienne de chirurgie tenu
à Gênes, tendent cependant à prouver que le danger résultant de la greffe des uretères sur le rectum sont moindres
que se le sont imaginé Gluck et Zeller ; aussi le chirurgien de Sienne conseille-t-il, dans les cas d'affections de la
vessie qui ne sont justiciables que de l'extirpation complète,
de suturer après cette extirpation les uretères au rectum.
Sur trois chiens, chez lesquels Novaro, assisté de son collègue Sanquerico, a abouché les uretères au rectum, deux
sont morts peu après, le troisième vivait encore trois mois
après l'opération, et avait trouvé dans son ampoule rectale
un réservoir lui permettant de garder et de rendre volon-
tairement ses urines. Deux morts sur trois animaux mis en
expérience, c'est, il faut l'avouer, un résultat peu encoura-
geant, qui me paraît loin de justifier l'opinion de Novaro.

D'ailleurs cette opération du chirurgien italien n'a jamais
été pratiquée chez l'homme, et si je rappelle ici le plan opératoire qu'il en trace, c'est uniquement pour n'oublier aucun
des procédés même théoriques imaginés dans le but de
dériver le cours de l'urine. Ce plan serait le suivant : lapa-
rotomie avec incision semi-lunaire parallèle au pubis (incision de Langenbeck pour l'extraction des gros calculs vésicaux), greffe des uretères sur le rectum ; suture du bord
péritonéal du lambeau abdominal au péritoine rétro-vésical ;
fermeture de la plaie ; médication antiphlogistique ; expec-
tation jusqu'à adhérence du lambeau. Ces diverses opérations constitueraient le premier temps ; le deuxième
serait constitué uniquement par l'extirpation extra-péritonéale de la vessie.

CHAPITRE III

MÉTHODE DE SUTURE DIRECTE DES DEUX MARGES DE LA VESSIE

SOMMAIRE

La reconstitution de la vessie par la suture directe de ses deux bords avivés
est une idée ingénieuse, d'accord avec la loi fondamentale de la chirurgie anaplastique, mais elle est difficilement réalisable. — Deux catégories de procédés appartiennent à cette méthode : 1º affrontement pur et simple des marges du réservoir; 2º affrontement après rapprochement du pubis. — La première catégorie réservée pour les cas particuliers où les pubis sont peu écartés et la paroi postérieure fait peu de relief, n'a donné lieu qu'à la tentative malheureuse de Gerdy, à l'essai incomplet de Rigaud (de Strasbourg) et à l'heureuse opération de Hal. C. Wyman. — La seconde catégorie de procédés conçue par Dubois et Dupuytren, proposée à nouveau par Friedinger, a été mise en pratique dans ces dernières années seulement par Trendelenburg. — Le chirurgien de Bonn rapproche le pubis soit lentement par des pressions sur les os du bassin, soit violemment par disjonction extemporanée des symphyses sacro-iliaques. — Le premier procédé, également recommandé par Passavant, permet bien la suture des marges de la vessie, mais il est impuissant à reconstituer sa cavité, car l'étoffe manque pour cela et, cette étoffe y fût-elle, la pression intrapelvienne s'opposerait à la réintégration du viscère atrophié. — Expériences de l'auteur à ce sujet. — Le rapprochement lent des pubis serait probablement impossible au-dessus de cinq ou six ans; même au-dessous de cet âge il est incertain, long, difficile, sinon dangereux. — Chez les adolescents et les adultes Trendelenburg propose la symphysotomie des articulations sacro-iliaques. — Cette opération est laborieuse et pleine de dangers, ainsi que l'auteur de ce travail a pu s'en assurer par des expériences cadavériques. Le rapprochement des pubis obtenu, Trendelenburg suture les bords du réservoir avivés d'après le procédé de Lembert et restaure dans la même séance l'urèthre en réunissant les bords de sa gouttière.

Reconstituer la cavité vésicale en suturant l'un à l'autre ses bords avivés est une idée ingénieuse et qui, si elle n'était difficilement réalisable, serait féconde dans ses résultats. En effet elle réparerait par *synthèse simple* et sans emprunt de tissus étrangers la malformation du réservoir urinaire et obéirait ainsi à cette loi fondamentale de la chirurgie anaplastique qui, suivant les expressions de Verneuil, prescrit de réparer le déficit avec des tissus analogues d'aspect et de structure. Malheureusement la disposition des parties s'accorde mal avec une opération aussi simple. L'exstrophie, ainsi que l'apprend sa pathogénie même, ne consiste pas seulement dans un défaut de fermeture du réservoir sur la ligne médiane mais bien dans une absence de la paroi antérieure de cet organe ; c'est en un mot une difformité par *exérèse* et non par *diérèse*. L'écartement des os du pubis, qui vient se joindre dans l'immense majorité des cas à la perte de substance, complique et rend impossible sans une opération préalable la restauration de la vessie par réunion de ses bords.

Deux grandes catégories de procédés appartiennent à la méthode qui fait l'objet de ce chapitre. La première comprend les procédés où l'on se contente d'affronter par la suture les bords rafraîchis du réservoir, la seconde comprend les opérations où l'on arrive au même résultat après avoir préalablement obtenu le rapprochement des pubis.

I. *Procédés consistant dans le simple affrontement des bords avivés de la vessie.* — On ne trouve dans la littérature qu'un très petit nombre d'opérations de la première catégorie. Elles ne peuvent en effet s'appliquer, on le comprend aisément, qu'aux cas exceptionnels où la paroi postérieure de la vessie est peu saillante, facilement réductible et où les os du pubis sont très rapprochés, sinon au contact.

C'est cette opération que se proposait de faire Gerdy sur son malade. La saillie très prononcée de l'embouchure des uretères gênant précisément l'affrontement des bords de l'organe, le chirurgien voulut d'abord l'exciser, mais cette opération préliminaire fut fatale au malade. Des accidents graves de pyélo-néphrite se déclarèrent et emportèrent le patient en quelques jours. Si ce premier coup de bistouri n'eût été si malheureux, Gerdy se proposait, d'après ce que dit Jamain, « après avoir refoulé celle-ci (la tumeur) du côté de l'abdomen de l'extérieur à l'intérieur, d'en disséquer la peau et d'en réunir les bords au moyen de la suture enchevillée, puis de développer peu à peu la cavité de la vessie au moyen d'une vessie artificielle introduite vide dans l'intérieur de la vessie naturelle, pour dilater peu à peu, après la réunion obtenue, la vessie malade au moyen de la vessie artificielle, que l'on insufflerait ».

Cette opération était donc restée toute théorique, lorsque, près de vingt ans après, Rigaud (de Strasbourg) eut l'occasion de la pratiquer sur une jeune enfant du sexe féminin âgée d'environ 3 ans. Le cas était d'ailleurs bien choisi pour pareille entreprise, car « le pubis était complet, l'ouverture vulvaire était normale... la paroi postérieure de la vessie était aplatie, ou du moins très légèrement bombée et ne s'élevait pas même jusqu'au niveau du plan antérieur de l'abdomen ».

Le chirurgien strasbourgeois commença par disséquer tout autour de la vessie exstrophiée un petit lambeau de peau mesurant une largeur de 2 centimètres. Puis après avoir refoulé la tumeur au moyen d'une petite ampoule de caoutchouc terminée par un petit tube arrondi, il réunit par-dessus, au moyen de points de suture entrecoupés, les deux bords avivés de la peau ; en sorte que l'ampoule se trouvait enfermée dans la vessie reconstituée. Toutes les sutures, à l'exception de deux points situés à l'angle supérieur de la plaie, échouèrent. Il eût d'ailleurs été facile d'aviver à nouveau les bords de la plaie et d'en tenter la réunion ; mais la mère se refusa à toute nouvelle intervention et emmena son enfant malgré les conseils du chirurgien.

Cette observation communiquée par son auteur à Hergott est muette sur le mode de suture employé, sur les pansements pratiqués, et sur tous les détails circonstanciés que l'on aime à trouver dans la relation d'un fait nouveau de médecine opératoire.

Il n'en est pas de même de la seconde opération de suture directe des bords de la vessie, que j'ai relevée dans la littérature médicale.

Ce fait a été publié dans le *Medical Record* de 1885 par Hal C. Wyman. Il s'agit d'un enfant, très vigoureux et d'une très bonne santé, atteint d'exstrophie, que le chirurgien michiganais fut appelé à voir le 4ᵉ jour après sa naissance. Dès le lendemain il se décida à l'opérer avec le concours des Dʳˢ Chuney et Clark. L'enfant ayant été chloroformé, l'opérateur commença par aviver dans une étendue d'un demi-pouce environ tout le pourtour de la paroi vésicale, excepté dans un petit espace correspondant à la paroi inférieure de l'urèthre. Cela fait il pratiqua de chaque côté deux incisions libératrices profondes intéressant la peau et le fascia superficiel. Ces incisions commençant juste en avant de l'épine iliaque antérieure et supérieure se prolongeaient directement en haut jusqu'à une hauteur de deux pouces, de telle sorte que les marges de l'hiatus vésical, préalablement avivées, devinrent mobilisables et purent être affrontées sans difficulté. Pour obtenir cet affrontement, C. Wyman transfixa les tissus à l'aide de trois épingles à bec-de-lièvre, qui lui servirent à faire une suture entortillée. Il compléta la réunion des lèvres de la plaie au moyen de sutures additionnelles passées dans l'intervalle laissé entre les épingles. Pour pansement il saupoudra la ligne d'union de poudre d'oxyde de zinc et mit par-dessus du coton hydrophile. Les plaies plates résultant de l'entre-bâillement des incisions libératrices furent simplement recouvertes de lint. On plaça dans la vessie refermée un petit tube à drainage de manière à soutirer l'urine au fur et à mesure de sa sécrétion et à prévenir les plaies de son contact. On ne fit pour le moment aucune tentative pour restaurer l'urèthre qu'il devait être facile de reconstituer plus tard.

Malgré une abondante perte de sang, l'enfant, grâce à l'excellent appétit dont il était doué et à la qualité du lait que sa mère lui fournit, se rétablit très vite et sans aucun incident digne d'être noté. Toutes les sutures tinrent bon et la réunion par première intention fut obtenue sur toute la ligne. Bien que l'enfant fût emporté deux mois après par des convulsions, au moment où Wyman se proposait de refaire l'urèthre et la portion dorsale du pénis, on ne peut s'empêcher de considérer cette observation comme un beau succès de fermeture de l'hiatus vésical, sinon de restauration de la vessie en tant que réservoir. J'aurai en effet occasion de revenir plus tard sur les résultats éloignés des opérations d'exstrophie de la vessie et de montrer ce que l'on doit légitimement en attendre. Je me contente pour le moment de constater la possibilité, dans certains cas, de l'opération par la suture directe des bords de la paroi en m'appuyant sur les deux seuls faits jusqu'ici publiés.

II. *Procédés consistant dans l'affrontement des bords de la vessie après rapprochement préalable du pubis.* — C'est à Dubois et Dupuytren qu'appartient incontestablement l'idée de fermer chirurgicalement l'hiatus vésical après rapprochement préalable de la symphyse ; bien longtemps après, en 1866, Friedinger fit la même proposition ; mais il faut arriver tout à fait à ces dernières années pour voir ce projet mis à exécution par Trendelenburg. Au chirurgien de Bonn revient donc sinon le mérite d'avoir « cherché dans une voie nouvelle la solution du problème », comme l'écrit Heydenreich, du moins celui de s'y être résolument engagé.

Pour rapprocher l'un de l'autre et en avant les os iliaques plus ou moins écartés, Trendelenburg use de deux procédés. L'un consiste simplement à exercer des pressions sur les os du bassin, de façon à amener lentement et progressivement les surfaces du pubis au contact, l'autre provoque violemment la disjonction extemporanée des articulations sacro-iliaques pour reconstituer en une seule séance la symphyse pubienne. A l'exception de M. G. Passavant, qui nous apprend que Demme a lui aussi recommandé, pour suturer la vessie sur la ligne médiane, de rapprocher les pubis, je ne crois pas que d'autres chirurgiens aient mis à exécution ou même approuvé l'opération de Trendelen-

.burg. D'ailleurs Passavant repousse l'opération sanglante de ce dernier et s'en tient au procédé de lenteur et de douceur.

Procédé non sanglant de rapprochement du pubis. — Il était assez difficile de construire un appareil qui, tout en exerçant sur les os du bassin une pression suffisamment forte, ne déterminât pendant sa longue application aucun eschare des points où il portait. Trendelenburg s'est arrêté à l'emploi d'une ceinture fortement rembourrée, dont le plein entoure le bassin et dont les extrémités, se croisant au-devant de l'abdomen, sont tendues à l'aide de poids de 6 à 8 kilogrammes. Le malade est soumis à ces tractions continues pendant deux à quatre semaines.

Passavant recommande l'emploi d'une ceinture analogue et il y joint une sorte de gouttière en forme de coin aigu dans laquelle le patient est couché une partie de la journée. Pendant que le rapprochement des os du pubis se produit ainsi, on refoule dans l'abdomen la vessie herniée à l'aide d'un ballon de caoutchouc maintenu par des plaques de gutta-percha fixées à la ceinture et disposées de manière à ne pas comprimer les uretères. Lorsque les os du pubis sont arrivés au contact et lorsque la vessie a été réduite dans l'abdomen, rien ne serait plus facile, au dire du chirurgien allemand, que de refermer la vessie par une suture rapprochant ses bords sur la ligne médiane.

Je souscrirai volontiers à cette dernière proposition de Passavant, mais je ne saurais m'associer à la première : à savoir qu'il est possible de réduire la vessie exstrophiée et de reconstituer sa cavité, quelque soin et quelque patience qu'on y mette. Comme je l'ai dit au début de ce chapitre, le vice de conformation en question consiste moins dans un défaut de soudure qu'en une absence de la paroi antérieure de la vessie, l'étoffe manque pour la reconstitution d'un réservoir de quelque capacité, et j'ajoute que, cette étoffe y fût-elle, la disposition anatomique du contenu de l'abdomen et du bassin, la pression intra-pelvienne déterminée par la convergence forcée des os iliaques, s'opposeraient à la réintégration du viscère exstrophié.

En effet, désirant me rendre compte par moi-même de ce que pouvaient donner les procédés de Trendelenburg et de Passavant, j'ai entrepris les quelques expériences cadavériques qui suivent.

Expérience I. — Cadavre de petite fille âgée de 18 mois, morte de broncho-pneumonie. Le corps de cette enfant est bien développé pour son âge ; le squelette ne présente aucune trace de rachitisme ni d'aucune autre affection. Le cadavre est en parfait état de conservation lorsque je procède à l'expérience, environ 36 heures après la mort. Je commence par mettre à nu les os du pubis et je les résèque à l'aide d'un costotome, qui sectionne successivement de chaque côté les branches descendantes et horizontales du pubis. J'extrais ainsi un fragment osseux, qui mesure exactement 4 centimètres et demi de longueur, et qui crée entre les deux os iliaques un écart équivalent à sa longueur. J'ai de cette façon artificiellement réalisé la disposition que présente en avant le squelette du bassin dans l'exstrophie de la vessie, et cela me permet de répéter l'opération de Trendelenburg et de Passavant.

N'ayant ni les appareils de ces auteurs ni quelque autre semblable, je me suis contenté de rapprocher les surfaces de section, que j'avais pratiquées, à l'aide d'efforts manuels. A cet effet, appliquant le plein de mes mains sur les crêtes iliaques et les repoussant l'une vers l'autre, j'ai obtenu sans développer un grand effort le rapprochement des surfaces sectionnées, grâce à l'élasticité des tissus ligamenteux et osseux à cet âge. Mais en raison même de cette élasticité, ce rapprochement n'a été que momentané, et dès que j'ai lâché la pression, les os ont repris leur position première et les surfaces osseuses se sont de nouveau écartées.

Un fait important s'est produit au cours des manœuvres de rapprochement des pubis divisés, c'est l'issue à l'extérieur, entre les os écartés, de la vessie et des viscères avoisinants. Que si un aide essayait de les maintenir par la pression dans la cavité abdomino-pelvienne, on voyait bomber fortement la paroi abdominale et même le périnée, et les matières intestinales s'échapper par le rectum.

L'expérience terminée, je me suis assuré que, sous l'influence des diverses manœuvres, les articulations sacro-iliaques n'ont subi aucune violence, aucun diastasis, car l'immobilité entre les os du bassin et du sacrum était absolue.

Expérience II. — Cadavre de petit garçon, âgé de 2 ans et demi. Le corps est assez grand mais un peu émacié. Le squelette est sain.

L'expérience est en tout point conduite comme la précédente et les résultats sont identiques : c'est-à-dire que la pression manuelle sur les crêtes iliaques suffit pour obtenir le rapprochement des os sans que l'articulation sacro-iliaque ou le squelette du bassin soient violentés. Au cours des manœuvres je constate aussi la tendance à la hernie des viscères abdomino-pelviens.

EXPÉRIENCE III. — Cadavre d'adulte (femme) âgée de 24 ans. La mort remonte à plus d'un mois, mais la conservation du corps est parfaite, grâce à l'injection du prof. Bouchard. Je sectionne comme dans les autres expériences les branches horizontales et descendantes du pubis de chaque côté, de façon à isoler et à extraire un fragment de squelette mesurant 9 centimètres. Cela fait, je n'ai pas besoin de dire que mes pressions manuelles sur les os iliaques restent sans résultats ; aussi me suis-je muni, pour y suppléer, d'une presse de menuisier. J'embrasse donc le bassin dans cet instrument, faisant porter chacun de ses mors au niveau des épines iliaques antérieures et supérieures. Quelque force que mon aide et moi puissions développer, les symphyses sacro-iliaques résistent, les tissus périarticulaires cèdent à peine, et nous n'obtenons qu'un rapprochement minime, de moins d'un centimètre, des surfaces sectionnées.

EXPÉRIENCE IV. — La même expérience répétée sur un cadavre d'adulte (homme) âgé de 44 ans, mort depuis 8 jours, est également restée absolument négative.

Il est fâcheux que les circonstances ne m'aient par permis de disposer d'un plus grand nombre de cadavres de différents âges, depuis l'enfance jusqu'à l'état adulte. J'aurais sans doute pu déterminer expérimentalement jusqu'à quel moment de la vie sont praticables les moyens de douceur, employés pour obtenir le rapprochement du pubis.

Ce moment doit être assez rapproché du début de l'existence, et il est probable que vers la cinquième ou la sixième année, la résistance des tissus fibreux et osseux ne permet plus l'obtention du résultat cherché. Il semble en effet, comme le fait remarquer Hergott, que la nature ait voulu suppléer au défaut de symphyse pubienne par la solidité et l'épaisseur des ligaments postérieurs, qui chez tous les exstrophiés sont très développés. La proposition de Trendelenburg et de Passavant ne peut donc être réalisée que chez les jeunes enfants. C'est déjà là un inconvénient du procédé que j'étudie, de ne s'appliquer qu'à cette catégorie d'exstrophiés. Je m'empresse d'ajouter que cet inconvénient serait bien minime, si l'opération en question donnait au moins un succès opératoire prompt et parfait. Or, il n'en est rien ; c'est par des mois que se chiffre le temps pendant lequel les petits malades doivent être immobilisés dans leurs appareils, au détriment de leur santé et au risque d'eschares dans les points comprimés. Est-il d'ailleurs sûr que le rapprochement du pubis, si laborieusement obtenu, soit définitivement acquis et que dans la suite, sous l'influence de la marche et des divers exercices, le bassin ne s'entr'ouvre pas à nouveau de façon à effacer la cavité de la vessie, à tirer sur la suture médiane, sinon à la faire craquer ? Mais ce ne sont là que des reproches théoriques à adresser au procédé de Trendelenburg et de Passavant et sur lesquels je n'éprouve aucune difficulté à passer condamnation. Je trouve dans la tendance qu'ont toujours eue la vessie et les autres viscères abdominaux à faire saillie hors du bassin et du ventre, lorsque dans mes expériences je faisais converger les pubis l'un vers l'autre, une objection beaucoup plus sérieuse de la méthode en question.

Ainsi donc, application restreinte à un petit nombre d'individus, incertitude du résultat, grandes difficultés sinon dangers réels de l'intervention, tels peuvent être résumés, me semble-t-il, les aléas opératoires des procédés de Trendelenburg et de Passavant.

En voulant étendre le champ d'application de sa méthode aux adolescents et même aux adultes, le chirurgien de Bonn lui a porté un coup fatal. Passe encore de la disjonction des symphyses sacro-iliaques par les méthodes de douceur ; mais que dire de la symphysotomie à ciel ouvert à l'aide du bistouri, du ciseau et du maillet ? C'est pourtant l'opération préalable que propose Trendelenburg pour permettre la suture des deux marges de la vessie l'une à l'autre.

A cet effet il couche le malade sur le ventre et après s'être rendu compte, à l'aide de l'index gauche, introduit dans le rectum, de la situation de la grande échancrure sciatique et de l'artère fessière, il incise profondément les tissus au niveau de la symphyse parallèlement et directement sur elle. Il divise alors lentement, au moyen d'un fort bistouri, tous les ligaments, qui unissent le sacrum à l'os iliaque jusqu'à ce que leur séparation devienne possible. Au fur et à mesure qu'il avance dans ce travail il agit avec une extrême prudence afin de ne pas blesser par une échappée de l'instrument les nombreux et importants vaisseaux, qui croisent dans l'intérieur du bassin la symphyse sacro-iliaque. Il vaut mieux, suivant l'auteur, provoquer de vive force par une pression sur les deux crêtes iliaques le rapprochement des pubis avant même la section complète des tissus ligamenteux que de risquer, en allant trop loin, la blessure des organes précédemment signalés.

Toutes ces manœuvres paraissent faciles : en réalité, elles sont extrêmement difficiles, ainsi que j'ai pu m'en assurer (pour peu que le sujet soit un peu âgé) par quelques expériences cadavériques. C'est d'ailleurs là un fait que connaissent bien tous les anatomistes, à savoir la peine qu'on éprouve à séparer les os iliaques du sacrum à l'amphithéâtre. Comme pour mes expériences précédentes, j'exprime le regret de n'avoir eu à ma disposition qu'un trop petit nombre de cadavres.

EXPÉRIENCE V. — Même cadavre que pour l'expérience I. Bien que je fusse parvenu dans l'expérience I à mettre en contact par la pression seule les deux surfaces du pubis sectionné, je voulus néanmoins me rendre compte du jeu que pouvait donner aux os coxaux sur le sacrum la section des ligaments postérieurs de l'articulation sacro-iliaque. Pour cela je couchai le petit cadavre sur le ventre et, après avoir exactement déterminé par la palpation les deux épines iliaques postéro-supérieure et inférieure du côté gauche, j'incisai prudemment les tissus en long et parallèlement à l'interligne articulaire. Le plan superficiel des ligaments ainsi divisé, je pus constater par des pressions exercées sur les crêtes iliaques pour rapprocher les pubis en avant qu'aucune mobilité n'existait encore au niveau de l'articulation. Je fis alors pénétrer plus profondément mon scalpel et je sectionnai le ligament interosseux dans toute son épaisseur, ma pointe s'enfonçant même dans l'interligne. Désormais rien ne me fut plus facile que de mobiliser l'os coxal gauche sur le sacrum.

La même expérience répétée sur la symphyse sacro-iliaque droite me fit faire les mêmes constatations et me donna les mêmes résultats.

EXPÉRIENCE VI. — Même cadavre que dans l'expérience II. L'expérience que je fis sur ce cadavre fut conduite de la même façon que la précédente, elle donna lieu aux mêmes constatations et aux mêmes résultats, et je ne crois pas utile d'entrer dans ses détails.

EXPÉRIENCE VII. — Même cadavre que dans l'expérience III. Toutes mes tentatives pour rapprocher les os du pubis sectionnés étant restées vaines, j'incise en long, suivant les symphyses sacro-iliaques, des deux côtés les parties molles qui recouvrent ces articulations, non dans toute leur épaisseur mais jusqu'au ligament profond exclusivement. Cela fait, je recommence, avec ma presse disposée comme je l'ai dit précédemment, mes tentatives de rapprochement des pubis. Je n'obtiens pas plus de résultat qu'avant les incisions.

Je complète alors mes sections et divise les ligaments profonds des deux côtés. Malgré cela il me faut encore développer une très grande force pour obtenir à l'aide de ma presse la disjonction articulaire. Après avoir perçu une série de craquements secs, je vois tout à coup se produire la mobilisation de l'os iliaque droit, dont l'extrémité antérieure converge vers le gauche. La presse enlevée, il m'est facile de constater la mobilité de l'articulation sacro-iliaque droite et l'immobilité absolue de l'articulation sacro-iliaque gauche, qui n'a éprouvé aucun déplacement.

Je m'ingénie à trouver un moyen de fixer le sacrum en arrière, de façon à pouvoir agir par pression sur l'os iliaque et le disjoindre ; mais je ne peux y parvenir et force m'est de détruire petit à petit les liens fibreux, qui réunissent les deux surfaces articulaires du sacrum et de l'os iliaque, à l'aide d'un fort scalpel et d'un ciseau de menuisier. Ce n'est pas sans peine que j'y parviens. Dès lors les deux surfaces sectionnées du pubis peuvent être aisément rapprochées. L'examen des parties intéressées m'a montré que l'articulation sacro-iliaque droite était régulièrement ouverte et qu'il n'y avait aucune esquille, aucun arrachement osseux. Par contre l'articulation sacro-iliaque gauche a été violentée et les surfaces osseuses ont été érodées et ruginées par le travail du ciseau. Fait important, les ligaments sacro-iliaques antérieurs des deux côtés et partant les organes, qui se trouvent en avant d'eux, sont intacts.

EXPÉRIENCE VIII. — Même cadavre que pour l'expérience IV. La pression sur les épines et crêtes iliaques à l'aide de mon instrument de menuisier ne me donne rien, alors même que j'ai pris soin de diviser préalablement en arrière et parallèlement à la symphyse les ligaments superficiels sacro-iliaques. Mais les ligaments profonds ayant été sectionnés, je perçois, pendant que j'exerce des efforts soutenus de pression instrumentale sur les épines iliaques, un craquement brusque et sourd et en même temps je constate que l'os iliaque droit est mobilisé sur le sacrum ; rien de semblable du côté de l'os iliaque gauche, qui reste invinciblement fixé aux pièces sacrées. C'est en vain que j'essaie de disjoindre l'articulation sacro-iliaque gauche, à l'aide de ma presse, le point d'appui me manquant, et je suis obligé d'obtenir la séparation des surfaces à coups de ciseau et de maillet.

L'examen des articulations disjointes m'a révélé du côté droit l'arrachement d'un fragment osseux vertical du sacrum, le cartilage interarticulaire ne s'étant pas laissé déchirer. Du côté gauche, les surface articulaires séparées ont été violentées par le ciseau introduit de vive force entre elles. Intégrité des ligaments antérieurs et des organes voisins.

Les résultats des expériences qu'on vient de lire se passent de commentaires. Ils montrent suffisamment la difficulté et le péril de la disjonction extemporanée des symphyses sacro-iliaques, difficulté et péril qui viennent, dans ce procédé de violence, s'ajouter à ceux que j'ai signalés comme inhérents aux procédés de douceur.

Il me reste, pour compléter l'exposé de l'opération de Trendelenburg, à dire un mot de la façon dont il suture l'un à l'autre les bords de la vessie. D'abord, fait important, il ne procède à ce second temps de l'opération que six ou huit semaines après le premier. Voici alors comment il agit. Il déprime le réservoir saillant à l'aide d'une petite éponge et avive ses bords dans une petite étendue ; puis, pour faciliter l'affrontement des surfaces saignantes, il les cerne d'un trait de bistouri pénétrant à une petite profondeur dans les tissus ; finalement il ferme le réservoir par la suture de ses bords suivant le procédé de Lembert.

Le chirurgien allemand ne se contente pas de suturer les bords de la vessie, il y joint la réunion des deux lèvres préalablement avivées de l'urèthre, de manière à remédier à la fois à l'exstrophie et à l'épispadias. Une sonde à demeure placée à travers le nouvel urèthre dans la nouvelle vessie doit assurer l'écoulement des urines.

C'est encore là un reproche à adresser au procédé de Trendelenburg que de vouloir trop faire à la fois. Cette hâte compromet certainement le succès opératoire sans bénéfice pour le succès thérapeutique, qui, ainsi qu'on le verra, est loin d'approcher de l'idéal espéré.

CHAPITRE IV

MÉTHODE AUTOPLASTIQUE

SOMMAIRE

Le but de la méthode autoplastique est de refaire un réservoir aussi parfait que possible à l'urine en reconstituant la paroi antérieure absente. — De nombreux procédés, dont la classification est pleine de difficultés, ont été employés à cet effet. — Classification proposée par l'auteur,de ce mémoire. Iʳᵉ SECTION. — Opérations s'adressant principalement sinon exclusivement à l'exstrophie. — A. Procédés à simple plan de lambeaux : a. Lambeau unique. Opération de J. Roux, qui échoue pour des raisons multiples, mais donne vingt ans plus tard deux succès à Maury. Opération de Hirschberg. — b. Lambeaux multiples, Opération de Pancoast ne donne qu'un résultat partiel. Opération de Thiersch fournit de beaux succès, sans doute en raison des soins apportés à la taille des lambeaux et à leur transplantation par temps successifs. — B. Procédés à double plan de lambeaux. Opération de Richard, imitée du procédé de Nélaton pour l'épispadias, aurait peut-être réussi si le malade n'eût pas été emporté par un érysipèle. Proposition de Sédillot pour perfectionner l'opération de Richard. Opération d'Alquié. Opération simple et facile d'Ayres (de Brooklyn). Opération de Holmes a donné des succès opératoires, mais la vitalité de ses lambeaux contournés est bien aléatoire. Opération de Michel rappelle l'opération suivante de Wood par le lieu d'emprunt des lambeaux. Après de nombreux essais Wood crée son procédé par lambeaux abdomino-inguinaux, qui est devenu classique en médecine opératoire. John Ashhurst en Amérique, Greig Smith en Angleterre, G. Richelot en France ont par la technique opératoire simplifié, amélioré et singulièrement perfectionné l'opération de Wood. IIᶜ SECTION. — Opérations s'adressant à la fois à l'exstrophie et à l'épispadias. Au professeur L. Le Fort revient le mérite d'avoir dégagé l'indication capitale du traitement chirurgical de l'exstrophie et d'avoir formulé les moyens de la remplir par l'utilisation de l'appendice préputial en général toujours très développé. Description de l'opération compliquée de L. Le Fort. Thiersch, Hirschberg ont également songé à utiliser le prépuce dans leurs opérations signalées dans la 1ʳᵉ section. Greig, Smith et Richelot dans leur perfectionnement du procédé de Wood ont aussi mis à contribution le prépuce pour recouvrir la partie inférieure de la surface exstrophiée et empêcher le retrait des lambeaux abdomino-inguinaux. Ces deux mêmes habiles chirurgiens ont étendu au sexe féminin, et avec un plein succès, le bénéfice de la restauration de l'épispadias à l'aide des grandes lèvres exubérantes.

Le but que se propose la méthode autoplastique est de recouvrir la surface vive de la vessie exstrophiée à l'aide de lambeaux empruntés aux parties voisines. De cette façon si l'on ne reconstitue, même dans les cas les plus heureux, qu'un réservoir imparfait à l'urine, on met du moins la muqueuse vésicale à l'abri de toutes les causes d'irritation et on rend ainsi ce vice de conformation compatible avec les exigences de la vie sociale.

Les procédés que met en œuvre la méthode autoplastique sont très nombreux et les classer ne laisse pas que d'offrir quelque difficulté. Voici de quelle manière j'ai été conduit à établir la classification que je propose. Ayant lu avec soin le plus grand nombre des opérations autoplastiques d'exstrophie de la vessie, je me suis aperçu que tandis que certaines d'entre elles ont pour principal objet, sinon pour but unique, la réfection de la paroi antérieure de la vessie, il en est d'autres qui, tout en prenant soin de reconstituer la paroi absente, s'appliquent surtout à fermer par en haut la gouttière uréthrale à son origine et à remédier en partie a l'épispadias. De là découle que l'on doit admettre deux classes d'opérations : 1° *les opérations qui s'adressent principalement sinon exclusivement à l'exstrophie vésicale ; 2° les opérations qui s'adressent à la fois à l'exstrophie et à l'épispadias.*

La considération d'un principe de la plus haute importance en chirurgie anaplastique doit me faire établir deux catégories parmi les opérations de la première classe. En effet les unes ne créent la paroi vésicale qu'à l'aide d'un simple plan de lambeaux minces et de vitalité précaire, tandis que les autres la reconstituent au moyen de lambeaux superposés par leurs surfaces cruentées et partant très vivaces. Je devrai donc successivement étudier *les procédés à simple plan de lambeaux et les procédés à double plan de lambeaux.*

Une autre subdivision s'impose encore dans la première catégorie. Elle repose sur le principe de l'*unité* ou de la *multiplicité des lambeaux.*

Si minutieuse que puisse paraître la classification que je

propose, il y a, je crois, quelque intérêt à la retenir. Les détails dans lesquels je vais entrer de suite montreront, je l'espère, la justesse des bases sur lesquelles elle repose, et toute son utilité pratique ressortira lorsque je discuterai plus tard la question de choix du procédé à suivre pour remédier à cette déplorable infirmité.

Classification des procédés mis en œuvre par la méthode autoplastique [dans le traitement de l'exstrophie de la vessie.

PREMIÈRE CLASSE

OPÉRATIONS QUI S'ADRESSENT PRINCIPALEMENT, SINON EXCLUSIVEMENT, A L'EXSTROPHIE VÉSICALE.

PROCÉDÉS à simple plan de lambeaux.

Lambeau unique.

Procédé de J. Roux : Lambeau périnéo-scrotal glissé et remonté sur la vessie.

Procédé de Hirschberg : Un seul lambeau latéral inguinal transféré sur la vessie par inversion du pédicule.

Lambeaux multiples.

Procédé de Pancoast : Deux lambeaux latéraux inguinaux rabattus en volets et juxtaposés.

Procédé de Thiersch : Deux lambeaux inguinaux transportés successivement sur la vessie après granulation de leur surface disséquée.

PROCÉDÉS à double plan de lambeaux.

Procédé de Richard : Un lambeau abdominal sus-vésical rabattu, recouvert par un lambeau périnéo-scrotal glissé.

Procédé d'Alquié : Deux lambeaux latéraux inguinal et inguino-scrotal rabattus, recouverts par deux lambeaux abdominaux glissés.

Procédé d'Ayres : Vaste lambeau abdominal rabattu sur la vessie et redoublé sur lui-même.

Procédé de Holmes : Lambeau inguinal rabattu, recouvert par lambeau inguino-scrotal transféré par inversion du pédicule.

Procédé de Michel : Lambeau abdominal rabattu, recouvert par deux lambeaux inguinaux glissés.

Procédé de Wood : Lambeau abdominal rabattu et recouvert par deux lambeaux inguinaux inversés. Ce procédé a subi d'importantes modifications de la part de Ashhurst, Greig Smith, Richelot.

DEUXIÈME CLASSE

OPÉRATIONS QUI S'ADRESSENT A LA FOIS A L'EXSTROPHIE ET A L'ÉPISPADIAS.

Chez l'homme : *Procédé de Le Fort :* Utilisation du prépuce. — Ce procédé a encore été pratiqué par Thiersch, Hirschberg, Greig Smith, Richelot.

Chez la femme : *Procédés de Greig Smith et de Richelot :* Utilisation des grandes lèvres exubérantes.

Première section. — *Opérations qui s'adressent principalement, sinon exclusivement, à l'exstrophie vésicale.*

A. Procédés a simple plan de lambeaux.

a. Lambeau unique.

J. Roux, dans l'opération *princeps* qu'il pratiqua, eut précisément recours au procédé, qui se trouve en tête de la classification que j'ai dressée. Voici en quels termes nets et précis il décrit son opération.

Procédé de Roux. — « Une incision demi-circulaire à concavité supérieure, intéressant la peau, le dartos et le sphinc-

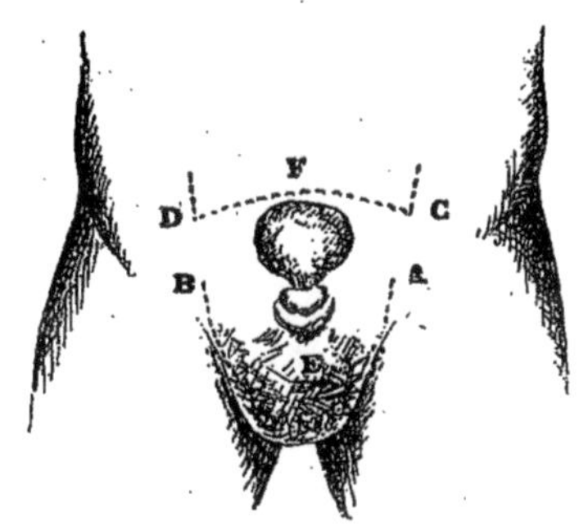

Fig. 4. — Procédé de J. Roux *(Tracé des lambeaux).*

E. Grand lambeau périnéo-scrotal circonscrit par la ligne AB.
F. Petit lambeau abdominal circonscrit par la ligne CD.

ter externe, fut pratiquée sur les bourses de manière à les comprendre en totalité. Cette incision commencée immédiatement au-dessous de la gouttière inguinale gauche (fig. 4, A) à 2 centimètres environ du pli de la cuisse, fut dirigée directement en bas, puis ramenée à un centimètre audevant de l'anus, et vint finir, en remontant, au-dessous de la gouttière inguinale droite, au niveau de l'implantation du pénis (**B**). Le vaste lambeau qui en résulta fut rapidement disséqué, de bas en haut, jusqu'au-dessous de la verge ; il était épais, sensiblement rétracté, mais très extensible : la cloison du dartos fut coupée, son artère liée ainsi que deux

honteuses externes. Je fis alors à l'abdomen, à 2 centimètres au-dessus de la tumeur vésicale, une incision demi-
circulaire à concavité inférieure commençant au-dessus de
la gouttière inguinale gauche (C), se terminant au-dessus
de la droite (D) et laissant ainsi intacte la peau de ces deux
gouttières. Je disséquai en forme de lambeau, dans une
étendue assez grande, la lèvre supérieure de cette incision,
qui avait compris la peau et les deux tiers du fascia super-
ficialis : il n'y eut pas de vaisseau à lier. Pendant ce temps

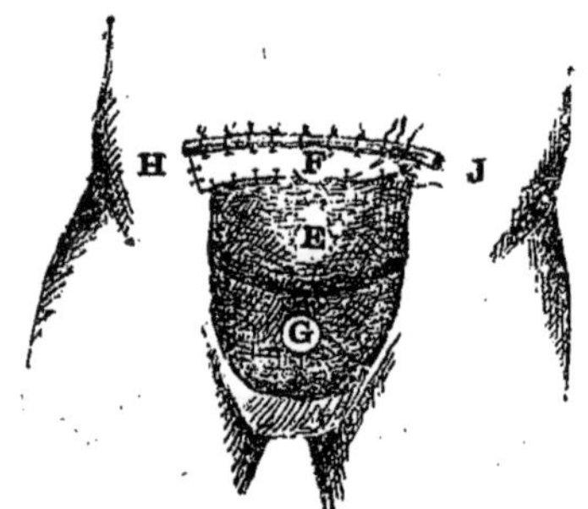

Fig. 5. — Procédé de J. Roux *(Lambeaux en place et suturés).*

E. Lambeau périnéo-scrotal relevé sur la verge et la vessie et insinué à sa partie
supérieure sous le petit lambeau abdominal.
G. Surface cruentée périnéale résultant de la taille du lambeau périnéo-scrotal.
H' J. Cheville sur laquelle sont noués les fils qui réunissent les 2 lambeaux E, F.

l'urine était reçue dans des éponges. Alors le malade fut
incliné sur le côté droit, et quand la plaie eut été abstergée
et que les urines eurent pris leurs cours dans la gouttière
inguinale droite, le lambeau scrotal fut rabattu de bas en
haut, la face épidermique contre la verge et la vessie, la
face saignante en avant. Sept points de suture enchevillée
fixèrent dans la plaie abdominale la circonférence saignante
de ce lambeau. Cette circonférence saignante, renversée en
bourrelet, était donc partout en contact avec la plaie, dont
la lèvre supérieure, disséquée de manière à former un lambeau abdominal (fig. 5), était en même temps attirée sur le
lambeau scrotal lui-même. Enfin pour préparer par un avi-

vement superficiel l'adhésion de la peau laissée intacte de la gouttière inguinale gauche, avec la portion épidermique correspondante du lambeau scrotal, un pinceau trempé dans l'ammoniaque concentré fut à plusieurs reprises promené sur les parties en regard. »

Telle fut l'opération pratiquée par J. Roux. En résumé un vaste, tablier périnéo-scrotal fut disséqué et relevé de manière à recouvrir la vessie exstrophiée, face épidermique tournée vers elle. Afin de conserver à ce lambeau le plus possible de ses éléments de nutrition, Roux le laissa adhérent par toute l'étendue de sa base ; il en résulta que non seulement la vessie, mais encore le pénis rudimentaire et son prépuce furent recouverts. Une incision transversale sous-pénienne, pratiquée une fois le lambeau pris, devait permettre de libérer la verge et de la faire saillir. Alors il serait facile de convertir en canal la gouttière uréthrale. Cette gouttière livrerait désormais passage à l'urine et permettrait de fermer la gouttière inguinale droite, qui laissée béante jusqu'à ce moment devait servir à l'écoulement de l'urine.

Je ne puis reproduire ici les considérations anatomiques et physiologiques, dont J. Roux fait précéder la description de son opération et qui en guidèrent le plan. Qui les lira ne pourra s'empêcher d'admirer la sagacité avec laquelle tout fut combiné pour assurer le succès de cette entreprise. Cependant elle échoua.

Le sixième jour en effet, toute la circonférence du lambeau à l'exception du sixième gauche tomba en gangrène. En vain essaya-t-on d'obtenir une réunion secondaire à l'aide de sutures complémentaires et de collodion, le lambeau se rétracta invinciblement et ne forma plus qu'une bandelette étroite recouvrant la partie inférieure de la vessie et de la verge. Dans le but de retirer quelque chose « du naufrage de cette opération », J. Roux, après avoir fait saillir la verge à travers une incision faite à la base du lambeau périnéo-scrotal et détaché le prépuce sur la ligne médiane de façon à le ramener par-dessus la gouttière uréthrale, parvint à former « un canal permanent à parois épaisses, composé en bas de la gouttière uréthrale, en haut du prépuce et du lambeau recroquevillé ». Ce canal permit dans la suite le port d'un urinal remplissant dans d'excellentes conditions le rôle de réservoir de l'urine et de protécteur de la surface exposée de la vessie.

Multiples sans aucun doute sont les causes, qui ont déterminé la mortification du lambeau dans l'opération de Roux : faible vitalité du lambeau scrotal, manque d'élasticité de ces téguments, etc., etc., et par-dessus tout, est-il besoin de le dire, absence de toute antisepsie à cette époque relativement reculée de la chirurgie. Il est inutile d'y insister, mais je crois devoir m'arrêter sur l'examen d'une condition très défavorable à la réussite de cette opération à simple plan de lambeau et qui pour Ch. Sédillot devrait à jamais la faire rejeter. C'est l'impossibilité d'obtenir la cicatrisation du lambeau transplanté. Attendre un semblable résultat serait suivant cet auteur « une illusion contre laquelle protestent tous les faits pathologiques ; et l'analogie des trajets fistuleux toujours très étroits et entretenus par le passage continuel d'un liquide manque de valeur. Toutes les fois que la face cruentée d'un lambeau restera libre ou appliquée sur un corps étranger, elle suppurera et tendra incessamment à revenir sur elle-même, à s'épaissir et à se rouler en corde, et ce résultat sera encore le résultat le plus heureux, car on a particulièrement à craindre la gangrène et l'ulcération. »

Je crois avec Sédillot que, dans l'immense majorité des cas, on ne doit pas trop compter sur la greffe d'un lambeau placé dans les conditions de celui de Roux, mais j'estime qu'il y a telles circonstances, sans doute difficiles à déterminer, où le lambeau en question échappera aux dangers qui le menacent. Je n'en veux pour preuve que le double succès qu'obtint le chirurgien américain Maury, près de 20 ans après la tentative de J. Roux. Peut-être cette réussite doit-elle être attribuée au jeune âge des opérés comptant l'un 8 et l'autre 9 ans. Peut-être aussi est-elle le résultat d'une heureuse chance, comme en avaient de temps à autre les opérateurs de cette période chirurgicale. Il est probable que les pansements actuels, qui atténuent toujours considérablement la suppuration, lorsqu'ils ne la suppriment pas complètement, rendraient plus certains de nos jours les succès obtenus par Maury, qui se contenta de recouvrir la surface vive des lambeaux transplantés de pommade à l'oxyde de zinc et de glycérine.

Procédé de Hirschberg. — L'opération suivante, pratiquée

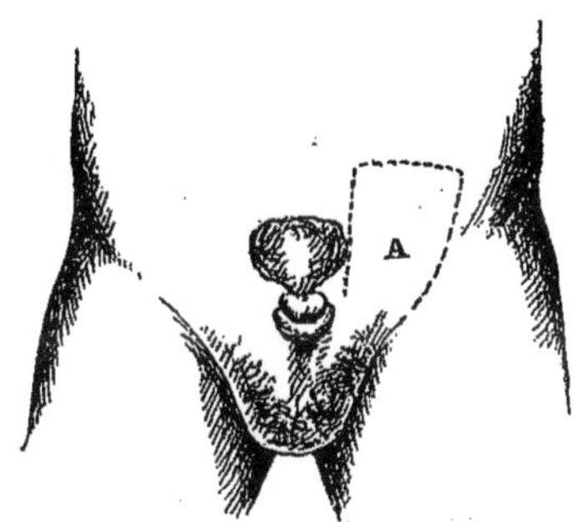

Fig. 6. — Procédé de Hirschberg (*Tracé du lambeau*).

A. Lambeau abdominal pris sur le côté gauche de la vessie.

par Hirschberg pour reconstituer la paroi (de la vessie exstrophiée chez un enfant de 15 mois, appartient encore à la catégorie des procédés à simple plan de lambeau et à lambeau unique.

Le chirurgien allemand tailla sur le côté gauche de la vessie, aux dépens de la paroi abdominale, un lambeau de dimensions suffisantes pour recouvrir le réservoir. Cela fait, il le ramena par inversion du pédicule en bonne place et le sutura à l'aide de points de fil de soie au pourtour de la vessie, sauf au niveau de la naissance de l'urèthre. Au 5° jour, à l'enlèvement des fils, la réunion était parfaite dans tous les points. Mais bientôt la paroi postérieure de la vessie, entièrement recouverte et maintenue en place dans le décubitus et au repos, fit une forte hernie à l'extérieur par l'orifice inférieur, quand l'enfant criait et était tenu dans la station verticale, aussi Hirschberg fut-il obligé d'avoir recours à une série de nouvelles opérations, que je signalerai plus tard.

b. Lambeaux multiples.

Pancoast (de Philadelphie) est le premier chirurgien qui, au lieu de recouvrir la surface exstrophiée à l'aide d'un seul

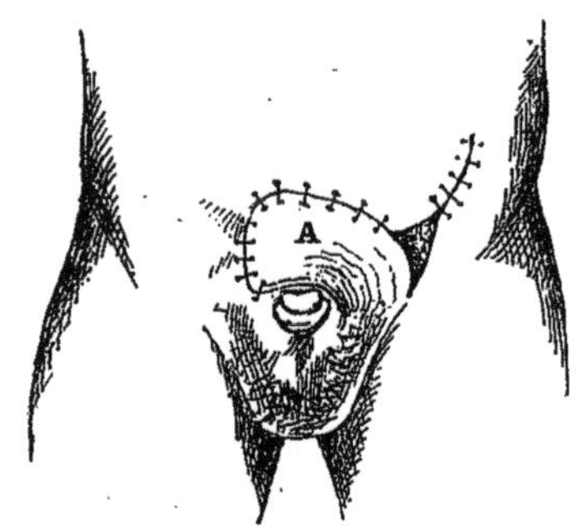

Fig. 7. — Procédé de Hirschberg *(Lambeau en place)*.

A. Lambeau transporté sur la vessie par inversion de son pédicule et suturé à son pourtour sauf au niveau de l'urèthre.
B. Surface d'emprunt du lambeau rétrécie par quelques points de suture à son angle supérieur.

lambeau, eut recours à plusieurs, mais disposés encore sur un seul plan.

Procédé de Pancoast. — Ce chirurgien commença par circonscrire les côtés latéraux de la vessie par deux incisions, s'étendant du bord supérieur de l'organe exstrophié jusque sur le pénis à la base du gland. Ces incisions furent faites à une distance des bords vésicaux telle que les lambeaux, qu'elles servaient à isoler, devaient, après avoir été renversés sur la vessie, s'unir sans tiraillement par leur bord externe devenu interne. En effet, les lambeaux furent disséqués de dehors en dedans jusque près de la vessie, puis ils furent renversés en volet sur cet organe et suturés suivant leur bord libre sur la ligne médiane. Les sur-

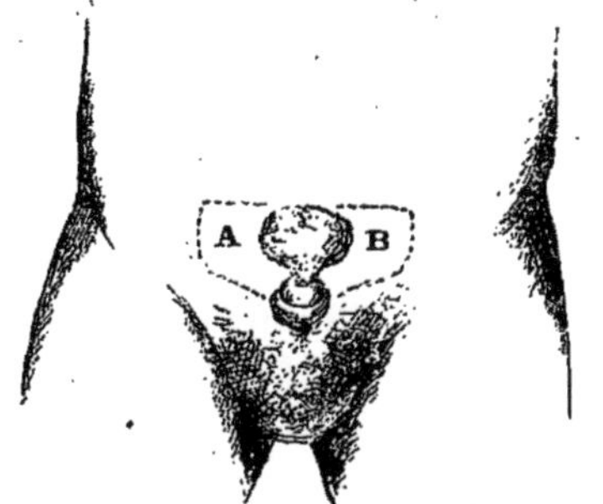

Fig. 8. — Procédé de Pancoast (*Tracé des lambeaux*).

A. B. Lambeaux latéraux tracés de chaque côté de la vessie et disséqués de dehors en dedans.

faces saignantes furent recouvertes d'un mélange de glycérine et de collodion et l'on obtint la réunion par première intention dans toute l'étendue de la plaie.

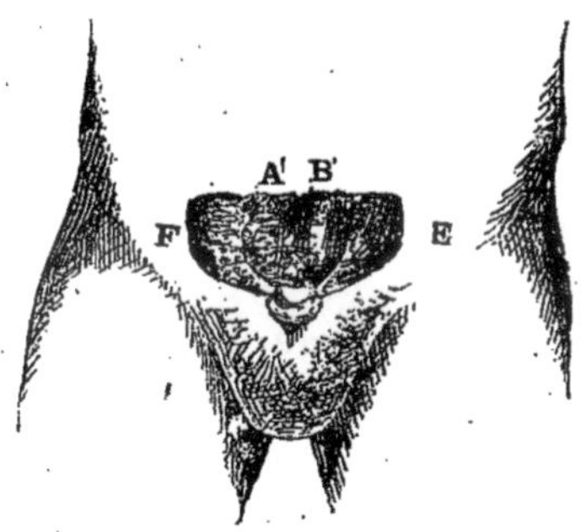

Fig. 9. — Procédé de Pancoast (*Lambeaux en place*).

Les lambeaux A, B de la figure précédente sont rabattus en volet sur la surface exstrophiée de façon à montrer A'B' leurs faces cruentées, tournées en dehors, et à se rencontrer par leurs bords externes, qui devenus médians sont suturés ensemble.
F, E. Surfaces d'emprunt des lambeaux.

Le succès paraissait donc complet, mais lorsque le malade se leva, la pression des viscères abdominaux fit céder la cicatrice à la partie inférieure et le patient à sa sortie de l'hôpital offrait au-dessus de la verge une fissure longue de

25 millimètres et large de 6 millimètres, à travers laquelle la vessie faisait saillie au moment des efforts. C'était là, personne ne le contestera, un assez beau résultat qu'il eût été sans doute facile de parfaire par une opération complémentaire.

Dans la classe des procédés à lambeaux multiples et à simple plan doit prendre place le procédé de Thiersch, que caractérise tout spécialement son mode d'exécution. On connaît l'ingénieuse et féconde méthode que le professeur de Leipzig a imaginé pour la cure de l'hypospadias et de l'épispadias, et dont le principe fondamental est de procéder, lentement et par temps successifs, à la restauration de ces vices de conformation. J'apprécierai plus tard la valeur de ce principe dans les opérations d'exstrophie en général; dans l'opération telle que la pratique Thiersch, on ne saurait s'y soustraire, ainsi qu'on va le voir.

Procédé de Thiersch. — L'habile chirurgien de Leipzig commence par tailler sur un des côtés de la vessie un lambeau quadrilatère, rubané, destiné à recouvrir la moitié inférieure de l'organe. Le bord interne de ce lambeau longe d'abord le bord interne du muscle droit, côtoie ensuite le bord latéral de la vessie pour s'infléchir en avant le long du bord inférieur de cet organe et atteindre la racine de la verge. Son bord externe descend parallèlement jusqu'au ligament de Fallope. Les incisions des téguments ayant délimité le lambeau de chaque côté, on le laisse adhérent en haut et en bas, tandis qu'on le dissèque et le sépare des couches profondes, allant prudemment mais sans hésitation jusqu'aux couches aponévrotiques, gaine des muscles droits, tendons de l'oblique externe et fascia lata. De la sorte on a un lambeau épais et bien nourri, attenant par deux larges pédicules aux parties voisines. Par excès de prudence Thiersch ne le transplante pas de suite, et glissant au-dessous de lui une plaque d'étain, d'ivoire ou de verre, il le laisse s'habituer à ces nouvelles conditions de nutrition et bourgeonner vigoureusement. Alors, au bout de trois semaines environ, il sectionne le pédicule supérieur très obliquement de dedans en dehors et de bas en haut, de façon à réaliser une large surface d'avivement. Le lambeau libéré est ramené en travers de la vessie, de façon à rabattre vers le bas le pénis, et son bord saignant est soigneusement suturé à la portion correspondante de la périphérie de la vessie avivée à cet effet. Plusieurs semaines et même plusieurs mois après, lorsque le premier lambeau est solidement greffé; on taille de la même manière et sur le côté opposé de la vessie un lambeau également quadrilatère, destiné à recouvrir là partie supérieure de l'hiatus, lambeau dont la base évidemment ne descendra pas au-dessous du point où arrive le bord supérieur du premier lambeau. Dans la même séance on avive, sur une étendue de 1 centimètre et demi à 2 centimètres, la marge cutanée bordant supérieurement la vessie. Comme précédemment on glisse une lame isolante sous le lambeau et on attend son bourgeonnement. Au bout de trois ou quatre semaines, on libère obliquement le lambeau à son attache supérieure, et on le transporte en travers sur la partie supérieure de la vessie. Son extrémité saignante est suturée au bord latéral de la vessie avivée; la partie supérieure de la surface bourgeonnante recouvre la surface dont on a également provoqué le bourgeonnement antérieur au-dessus de la vessie et se réunira par deuxième intention; enfin les bords contigus des deux lambeaux transversaux sont réunis par deux sutures.

Grâce à ces opérations successives, qui ne réclament souvent pas moins d'une année pour être menées à bonne fin, Thiersch est parvenu à reconstituer heureusement la paroi antérieure de la vessie dans près de vingt cas. Beaux et nombreux succès qui doivent en rappeler de la condamnation des procédés autoplastiques à simple plan de lambeaux prononcée par Sédillot !

Si donc les autres opérations de cette catégorie ne doivent être considérées, ainsi que je l'établirai plus tard, que comme des opérations d'exception capables d'offrir de précieuses ressources à une thérapeutique désespérée, il n'en est pas de même de l'opération de Thiersch, qui a fait ses preuves. On verra du reste dans la suite comment son auteur, en y ajoutant l'opération complémentaire de l'épispadias, l'a rendue véritablement excellente.

B. Procédés a double plan de lambeaux.

Les procédés d'autoplastie à double plan de lambeaux, mis en œuvre pour reconstituer la paroi antérieure de la vessie exstrophiée, sont très nombreux. C'est encore à un chirurgien français, Richard, que revient le mérite d'avoir eu recours pour refaire la paroi absente de la vessie à *l'autoplastie par doublure*, ainsi qu'il la désigne lui-même. Ce procédé avait d'ailleurs été inspiré au jeune chirurgien par l'opération ingénieuse que son maître Nélaton avait imaginée quelque temps auparavant pour remédier à l'épispadias.

Procédé de Richard. — Richard décrit lui-même son opération dans les termes suivants : « Un lambeau abdominal carré fut circonscrit et disséqué. Ses dimensions étaient telles que, rabattu, son bord supérieur devenu inférieur arrivait à l'union de la vessie et de l'urèthre. Quoi qu'il en soit, une fois disséqué il fut laissé jusqu'à nouvel ordre sur l'abdomen ; car la partie importante de l'opération était le détachement de toute la moitié antérieure du scrotum. A cette fin une incision supérieure partant de l'union du scrotum droit avec la partie latérale de la surface vésicale fut continuée en bas, longeant le bord latéral de la vessie, puis l'union du corps caverneux droit avec le scrotum ; de là elle passa sous le pénis, entre le scrotum et la base de la lame préputiale, et finit en parcourant le même trajet du côté gauche, le bistouri n'intéressant dans tout cela que la peau des bourses et le tissu sous-cutané. En résumé cette incision détacha la circonférence supérieure du scrotum : 1° du pourtour vésical ; 2° plus bas, du bord des corps caverneux ;

3° au milieu, de la base du pénis et du prépuce. Cette première incision, qui se fit vite et facilement, outre qu'elle commençait la limitation du lambeau scrotal, avivait du même coup tout le pourtour de la surface uréthro-vésicale que le chirurgien se proposait de boucher ou plutôt de couvrir. Une deuxième incision intéressa tout le bord inférieur de la face antérieure des bourses. La bande scrotale disséquée et détachée avait ainsi 4 centimètres et demi de largeur à

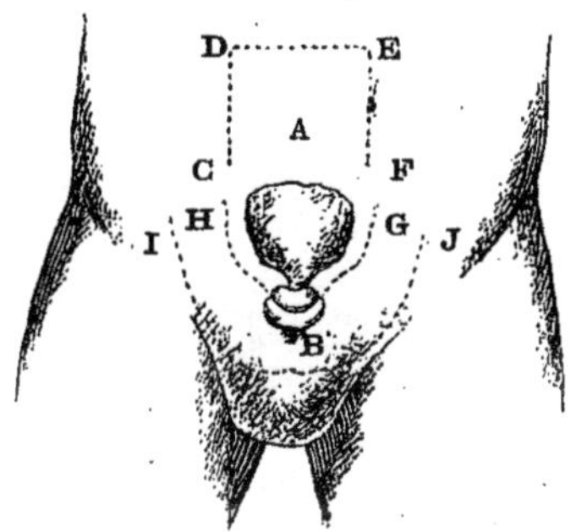

Fig. 10. — Procédé de Richard (*Tracé des lambeaux*).
A. Lambeau abdominal carré circonscrit par les lignes CD, DE, EF.
B. Lambeau scrotal circonscrit par les lignes GH, IJ.

ses pédicules, et de 5 à 7 et demi dans les autres points de son étendue.

« Les deux angles inférieurs du lambeau abdominal rabattu furent fixés par un point de suture entrecoupée à la jonction de la circonférence vésico-pénienne et de la plaie scrotale. Ces deux angles venaient sans aucun tiraillement à l'union de l'urèthre et de la vessie, et toute la muqueuse vésicale se trouvait ainsi couverte par la peau du lambeau hypogastrique, dont la face cruentée regardait en avant. C'est sur cette face que fut appliqué le lambeau scrotal, qui couvrait de plus, par le reste de son étendue, la gouttière de l'urèthre.

« Toute la portion médiane du bord inférieur du lambeau scrotal fut laissée libre, devant être la valve supérieure du méat futur. Le reste de ce bord fut des deux côtés suturé par des fils au bord pénien avivé, ou plutôt à la partie attenante de la plaie scrotale. Trois petites sutures fixèrent aussi le bord supérieur du lambeau scrotal sur la face saignante de l'abdominale. »

Cette opération habilement conduite réunissait toutes les conditions de succès, et ce succès n'aurait sans doute pas fait défaut, si au sixième jour un érysipèle, bientôt com-

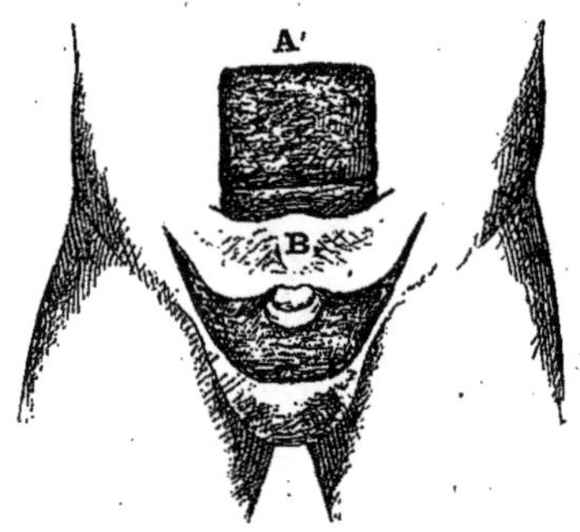

Fig. 11. — Procédé de Richard (*Lambeaux en place*).

A' Surface d'emprunt du lambeau abdominal qui, renversé sur la vessie, est caché par le lambeau B.
B. Lambeau scrotal superposé au lambeau abdominal qu'il cache.
B'. Surface d'emprunt du lambeau scrotal.

pliqué de péritonite, ne s'était développé autour de la plaie et n'avait emporté le malade au neuvième jour après l'intervention. Les deux lambeaux avaient en effet conservé toute leur vitalité et l'autopsie montra que leur faces cruentées mises au contact étaient presque entièrement réunies.

Si bien combiné qu'il fût au point de vue des conditions de vitalité des lambeaux, le procédé de Richard offrait un *desideratum* fâcheux au point de vue de la reconstitution du réservoir urinaire, de sa fermeture hermétique le long de ses parties latérales. Il existait en effet chez ce malade, de chaque côté de la vessie, des fissures laissant échapper les urines et dont le chirurgien se proposait d'obtenir la cure par une opération complémentaire. C'est pour satisfaire à ce *desideratum* que Sédillot a imaginé l'opération théorique suivante que ni lui ni d'autres, à ce que je sache, n'ont eu occasion d'exécuter.

Proposition de Sédillot. — « Si je devais tenter une pareille opération, écrit Sédillot, je commencerais par tailler un petit lambeau d'un centimètre de largeur sur les trois quarts inférieurs de la circonférence cutanée de la tumeur, afin de ménager la muqueuse vésicale. Je disséquerais cette espèce de bandelette cutanée et je la renverserais en dedans vers la ligne médiane, de manière à en tourner la face épidermique en arrière et la face sanglante en avant. Je détacherais alors de la paroi abdominale un lambeau, dont la grandeur serait calculée de façon à recouvrir toute la surface encore à nu de la muqueuse, et j'en affronterais les bords par quelques points de suture entrecoupée avec ceux de la bandelette tégumentaire. Il ne resterait plus qu'à ramener sur les surfaces saignantes un vaste lambeau scrotal, dont la base devrait s'élever, de chaque côté, au niveau de la partie supérieure de la tumeur. Peut-être serait-il avantageux d'enflammer, quelques jours d'avance, le scrotum, afin d'en prévenir la rétractilité qui est excessive. Ce serait sous la lèvre inférieure de ce lambeau qu'on dégagerait la verge. »

La modification proposée par Sédillot à l'opération de Richard en rendrait évidemment très minutieux le manuel opératoire, mais si le succès était à ce prix, la difficulté qu'il présente serait aisément surmontée par un opérateur habile. Bien que resté à l'état de projet, ce perfectionnement du procédé de Richard devait trouver sa place ici. Il est cependant un détail proposé par Sédillot, auquel je ne saurais souscrire, car loin de présenter des avantages, il me semble offrir de sérieux inconvénients, c'est l'inflammation provoquée du scrotum.

L'opération que fit Alquié (de Montpellier), et dont ce chirurgien donna la description en 1856, est assurément un peu compliquée au point de vue de la taille et de la disposition des lambeaux, mais elle offre ce caractère important,

qui plus tard fut érigé en principe, à savoir qu'elle fut pratiquée en plusieurs temps. A ce titre seul elle mériterait d'être
rapportée, si le silence, que font les auteurs classiques sur
elle, ne m'engageait encore à réparer cet oubli.

Procédé d'Alquié. — Dans un premier temps, M. Alquié
« pratiqua sur le côté droit de l'ouverture une incision demi-
elliptique de 6 centimètres environ s'étendant de la base de
la verge à l'angle supérieur de l'ouverture. A partir de
cette incision, dissection de dehors en dedans de la partie

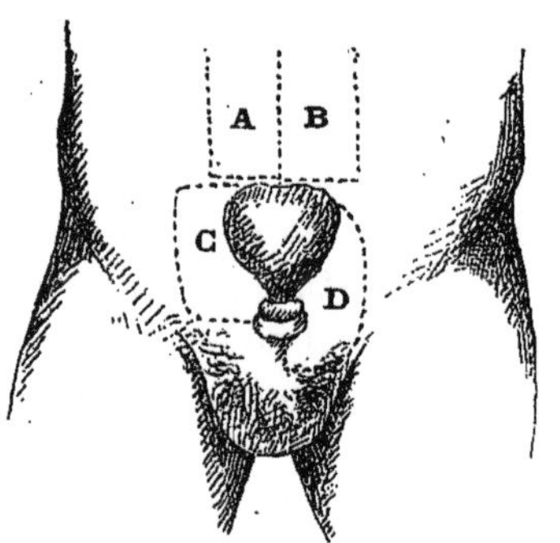

Fig. 12. — Procédé d'Alquié *(Tracé des lambeaux)*.

A, B. Lambeaux abdominaux.
C. Lambeau abdomino-inguinal.
D. Lambeau inguino-scrotal.

de la peau qu'elle intercepte, jusqu'à 1 centimètre environ
du bord droit de l'ouverture. On obtient ainsi un lambeau
semi-elliptique, destiné à être renversé, et dont le diamètre
transversal est de 3 centimètres environ. Un autre lambeau,
de 3 centimètres de largeur à peu près, est disséqué au-
dessus de la tumeur, de manière que le bord soulevé corresponde à la lèvre supérieure de l'ouverture. Celui-ci est
destiné à être tiré en haut et à recevoir le précédent.

En effet, le premier lambeau est d'abord renversé, retourné à la manière d'un feuillet d'un livre, de telle sorte
que sa face profonde devient superficielle et que l'épiderme
est en rapport avec les parties profondes. Le bord interne
de ce lambeau ainsi retourné arrive par sa partie moyenne

jusqu'au milieu de l'espace, que l'ouverture laisse à découvert. Puis le second lambeau, le lambeau supérieur, est tiré en bas sans changement dans la situation de ses surfaces, de telle sorte que la profonde vient s'appliquer sur la surface superficielle du lambeau inférieur. On voit que de cette manière les deux surfaces saignantes des lambeaux sont au contact. Trois points de suture suffisent pour les y soutenir.

Dans un second temps pratiqué un mois après le premier,

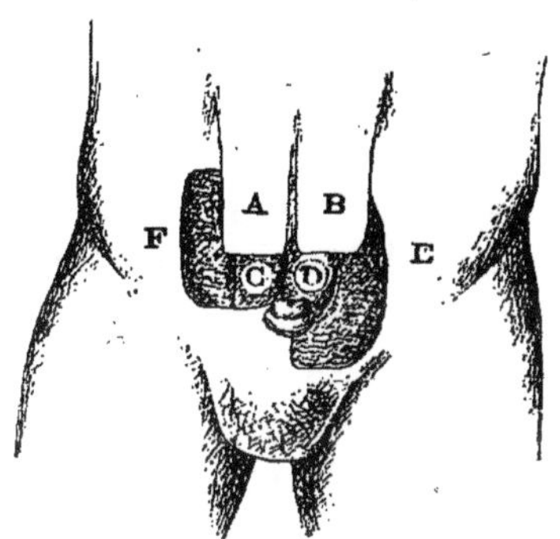

Fig. 13. — Procédé d'Alquié (*Lambeaux en place*).

C, D. Lambeaux abdomino-inguinal et inguino-scrotal renversés sur la tumeur, face cutanée vers elle.
E, F. Surface d'emprunt des lambeaux précédents.
A, B. Lambeaux abdominaux glissés sur les lambeaux abdomino-inguinal et inguino-scrotal.

le chirurgien fait une première incision s'étendant depuis la base du prépuce, à la face inférieure du pénis jusqu'à la naissance du scrotum ; puis sur le côté gauche de l'ouverture, une autre incision courbe, à concavité tournée en dedans, et qui, partant de l'extrémité inférieure de la première incision, va rejoindre l'angle supérieur gauche de l'ouverture abdominale. Dissection de dehors en dedans ; on forme ainsi un lambeau semi-elliptique comme le correspondant du côté opposé, ayant à peu près 6 centimètres de hauteur et 3 dans la plus grande largeur (deux ligatures). Ce lambeau est destiné à être renversé comme le correspondant, de manière que la surface de la peau devienne profonde. Dissection du lambeau gauche à la partie inférieure de la verge.

Incision verticale partant de l'extrémité supérieure de l'incision courbe, et s'élevant à 3 centimètres à peu près. Autre incision parallèle à celle-ci, située à 4 centimètres en dedans et s'élevant à la même hauteur. Toutes les deux viennent tomber sur le bord supérieur de l'ouverture abdominale, qui leur est perpendiculaire.

Enfin, une dernière incision est pratiquée suivant ce bord, de manière à former un lambeau carré. Celui-ci est disséqué de bas en haut sur une hauteur de 2 ou 3 centimètres, et est destiné à être tiré en bas pour venir recouvrir, par sa face saignante ou profonde, la face saignante ou superficielle du lambeau semi-elliptique ou latéral. »

Les deux valves ainsi ramenées sur chacune des moitiés correspondantes de la vessie exstrophiée couvraient à peu près toute sa surface, lorsque la cicatrisation des lambeaux obtenue sans encombre fut parfaite. Une simple fente d'environ un centimètre de largeur, à travers laquelle s'apercevait la vessie, avait remplacé le large hiatus caractéristique du vice de conformation, et il est permis de se demander s'il n'aurait pas été possible d'en obtenir la fermeture au lieu de se contenter, comme le fit Alquié, de maintenir l'obturation à l'aide de la pelote d'un brayer.

L'opération suivante pratiquée par Ayres (de Brooklyn) se recommande en raison de la simplicité de son exécution et de l'excellent résultat qu'elle fournit. J'en emprunterai la description très claire aux pages que lui consacre David Prince dans sa *Plastic Surgery*. La malade sur laquelle on la pratiqua avait 28 ans ; elle avait eu 4 mois avant un enfant né à terme et avait été atteinte quelque temps après d'une chute de l'utérus.

Procédé d'Ayres. — Un lambeau de peau est disséqué sur la paroi antérieure de l'abdomen de haut en bas suivant la figure E, H, G, I, F. Ce lambeau est renversé sur lui-

même, de telle sorte que H vienne en J et I en K ; une ligne
de dissection est faite de E en J et de F en K pour suturer
les bords E, H et F, I. Le triangle H, G, I deviendrait ainsi
J, E, K, mais au lieu de cela il est retourné en haut de façon
à former la figure J, N, K, Ainsi la vessie est pourvue d'un
couvercle antérieur constitué par deux épaisseurs d'un
même lambeau, les surfaces cruentées s'affrontant l'une et
l'autre. Un large orifice fut de cette manière ménagé en bas

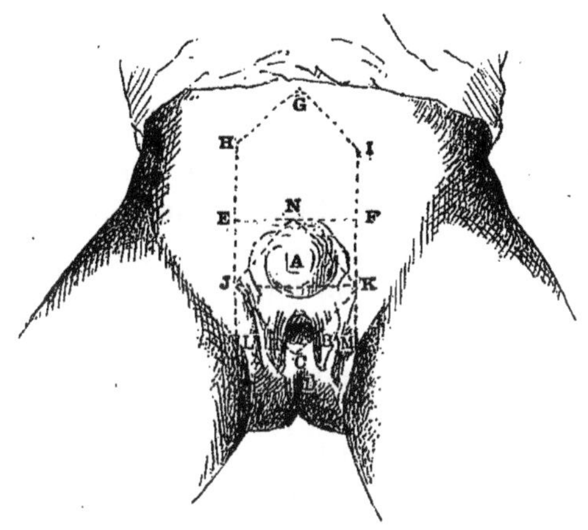

Fig. 14. — Procédé d'Ayres (de Brooklyn).

*(Se reporter au texte pour comprendre le tracé et la transplantation un peu compliqués
de ce lambeau.)*

de façon à laisser échapper l'urine, à en prévenir l'infiltration et à offrir une place à la tumeur.

Les téguments en dehors de la ligne J, E, H, G et de la
ligne K, F, I, G furent alors disséqués et attirés par glissement vers la ligne médiane, de façon que la ligne J, E
devienne la ligne J, N, et la ligne K, F la ligne K, N, c'est-
à-dire que les bords de la portion triangulaire du lambeau
retourné en haut et les lignes E, H, G et F, I, G se réunissent sur la ligne médiane. Ainsi aucune surface cruentée
ne fut laissée à découvert. Les parties s'unirent dans leur
plus grande étendue par première intention.

L'opération fut faite le 16 novembre 1858 et le 7 décembre suivant, c'est-à-dire juste 3 semaines après, le malade subit le second temps de l'opération. Le lambeau triangulaire J, N, K fut séparé de ses attaches récentes et rabattu en bas au-devant de la vulve, comme il est indiqué par la ligne pointillée J, C, K. Deux incisions J, L sur le côté droit et K, M sur le côté gauche furent ensuite menées des angles externes du triangle perpendiculairement en bas, juste en dehors des petites lèvres. Les téguments en dehors de N, J, L sur la droite et N, K, M sur la gauche furent séparés par la dissection des parties sous-jacentes, jusqu'à ce que ces deux lignes pussent s'approcher l'une de l'autre et se confondre suivant N, C. Cette ligne N, C se continuait ainsi avec la cicatrice préalablement établie de G en N, suivant la ligne blanche. De cette façon les grandes lèvres purent être rapprochées l'une de l'autre et recouvrir les petites lèvres. Durant l'opération on dut avoir recours à la torsion et à des applications de glace pour arrêter le sang que fournissaient en abondance plusieurs artères. L'hémostase faite, les lambeaux furent fixés sur la ligne médiane par des sutures entrecoupées, les plus inférieures étant en L et M de façon à comprendre le point du lambeau triangulaire C. Les espaces intermédiaires aux sutures furent recouverts de lint imbibé de collodion et les grandes lèvres de bande-lettes de mousseline collodionnées : tout le pansement fut maintenu par des fils de soie entre-croisés.

Les lambeaux se réunirent à merveille et la guérison fut complète. Elle se maintint, car la malade revue un an après offrait seulement, lorsqu'elle se tenait longtemps debout, un léger prolapsus de la paroi antérieure du vagin formant en dehors de la vulve une tumeur œdémateuse du volume d'une noix. Mais grâce à la résistance de l'anneau vulvaire rétréci, un pessaire en gomme perforé maintenait parfaitement les parties en place.

Le procédé de Holmes, que l'ordre chronologique me conduit maintenant à décrire, n'est pas sans une certaine analogie au point de vue de la taille des lambeaux avec le procédé d'Alquié. Il en diffère beaucoup en ce qu'au lieu de recouvrir les lambeaux inguinal et périnéal avec des lambeaux abdominaux, Holmes les superpose simplement l'un à l'autre.

Procédé de Holmes. — Voici de reste comme le chirurgien de Sick Children's hospital décrit lui-même son opération : « On emprunte à l'une des aines un lambeau carré, assez large pour couvrir complètement l'ouverture ; on le

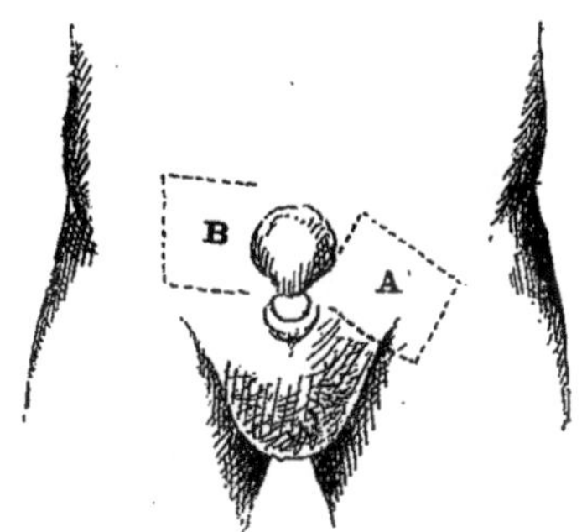

Fig. 15. — Procédé de Holmes (*Tracé des lambeaux*).

A. Lambeau scrotal.
B. Lambeau inguinal.

dissèque de bas en haut, dans la direction de cette dernière de façon que sa base corresponde à la surface malade et on le retourne sur lui-même comme le feuillet d'un livre, en sorte qu'il présente sa surface cutanée à la surface vésicale qu'il cachera ainsi complètement. Ensuite, pour fixer ce lambeau, on doit en emprunter un au scrotum, sur le côté opposé, en ayant soin qu'il descende obliquement à partir de la surface exstrophiée. Ce dernier lambeau doit être disséqué de bas en haut, aussi loin que cela peut être nécessaire, et il doit être habilement contourné sur lui-même, de façon à se présenter du côté de la partie malade, en sens inverse du premier lambeau, c'est-à-dire, la face cutanée tournée au dehors, comme dans les conditions naturelles. De la sorte, les surfaces saignantes des deux lambeaux seront réciproquement en contact, et l'on doit, par conséquent, lorsqu'on taille les lambeaux, avoir soin que leurs surfaces se correspondent dans toute leur étendue : on les réunit alors entre elles à l'aide de nombreux points de sutures faits avec les fils d'argent. On peut rétrécir la surface scrotale dénudée et, dans quelques cas, on peut en déterminer l'occlusion en réunissant les bords de la plaie avec des sutures résistantes. On peut aussi réduire un peu

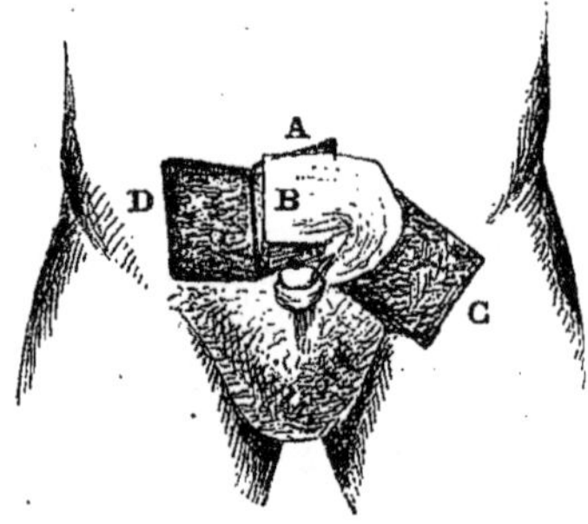

Fig. 16. — Procédé de Holmes (*Lambeaux en place*).

B. Lambeau inguinal renversé sur la tumeur.
A. Lambeau scrotal « habilement contourné » de façon à recouvrir le lambeau B.
C, D. Surfaces d'emprunt des lambeaux scrotal et inguinal.

l'étendue de la brèche faite à la région de l'aine, mais on doit laisser se recouvrir de granulations une grande partie de la surface dénudée. Il est vrai que les surfaces qui sont à nu, ainsi que celles des lambeaux, étant continuellement baignées par l'urine, qui s'échappe au-dessus et au-dessous du pont cutané, qui s'étend à la surface de la fissure, la marche de la cicatrisation en éprouvera du retard ; mais on ne peut employer ici aucun appareil de pansement...

Lorsqu'on est parvenu à disposer un pont de peau capable de recouvrir la membrane muqueuse herniée, il reste encore à faire en sorte qu'il se confonde en haut avec la peau de l'abdomen, en avivant les bords contigus et en les réunissant par la suture entortillée. Il vaut mieux laisser de côté cette partie de l'opération, jusqu'au moment où le pont de peau sera établi. Si l'on essayait de faire les deux choses en même temps, l'opération ne réussirait probablement pas, au moins en ce qui concerne la réunion des bords supérieurs des lambeaux transplantés avec la peau de l'abdomen, et le succès de l'opération tout entière serait ainsi compromis. Il sera même avantageux de faire plusieurs opérations partielles, plutôt que d'essayer de fixer d'une seule fois à la peau de l'abdomen le bord supérieur tout entier du lambeau.

Quand tout est fini, il ne reste qu'une ouverture (peut-être assez large pour admettre le doigt médius), située juste au-dessus du pénis rudimentaire, et aboutissant dans ce qui constitue désormais la cavité de la vessie. On peut aisément alors recourir à l'emploi d'un urinal ordinaire de femme... »

Bien que le procédé de Holmes ait donné à son auteur trois succès sur cinq fois qu'il l'a mis en pratique, il me paraît bien compliqué eu égard à la taille des lambeaux et à leur transplantation ; si *habilement contourné* que soit le pédicule du lambeau scrotal, sa vitalité doit en souffrir et sa réunion me semble bien aléatoire. Je reviendrai d'ailleurs sur l'appréciation de la valeur de ce procédé, comme sur celle de tous les autres.

Procédé de Michel. — Dans un cas rapporté par Grandjean, Michel (de Strasbourg) eut un plein succès chez un tout jeune enfant de 14 mois en employant un procédé rappelant par les points d'emprunt des lambeaux l'opération de Wood, qui, ainsi qu'on le verra, a obtenu la plus grande faveur auprès des chirurgiens. Le procédé de Michel consiste à rabattre sur la vessie exstrophiée un lambeau abdominal, dont la face vive tournée en dehors est recouverte par deux lambeaux inguinaux ramenés par glissement au-dessus d'elle.

Grandjean décrit en ces termes l'opération de son maître : «... Un premier lambeau rectangulaire de 10 centimètres de long sur 8 centimètres de large est taillé sur la partie

moyenne de la paroi abdominale antérieure. Ce lambeau,
disséqué de haut en bas, reste adhérent par sa base à la peau
qui avoisine le bord circulaire supérieur de la tumeur ; on
renverse ce lambeau qui forme tablier ; sa surface épidermique est tournée en dedans de façon à être en contact avec
la muqueuse vésicale, la surface disséquée se trouve en dehors. On fixe ensuite ce lambeau sur les bords avivés du
tubercule représentant le pénis, de telle façon que par ce

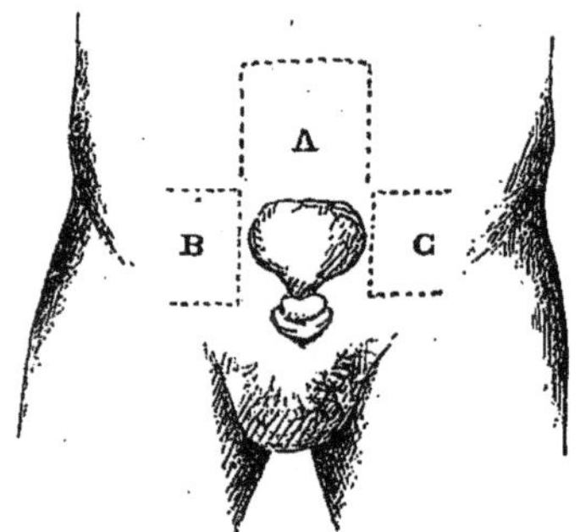

Fig. 17. — Procédé de Michel (*Tracé des lambeaux*).

A. Lambeau abdominal.
B, C. Lambeaux inguinaux.

lambeau le demi-canal par lequel se prolonge en bas la tumeur, se trouve converti en un canal complet.

Cela fait « de chaque côté de la tumeur à droite et à
gauche on taille sur la paroi abdominale, région inguinale,
deux grands lambeaux quadrilatères. L'incision supérieure
et inférieure de ces lambeaux part de l'extrémité supérieure
et inférieure de la tumeur, et se prolonge, de dedans en
dehors, dans une étendue de 5 centimètres. Au niveau de
la jonction de la tumeur avec la peau, on fait une nouvelle
incision parallèle à la ligne médiane du corps. Deux lambeaux latéraux peuvent être ainsi disséqués ; on a soin de n'y
comprendre que la peau et le tissu cellulaire sous-cutané. Il
est facile de s'assurer, pendant la dissection de ces lambeaux,
que les régions inguinales sont composées d'une masse de
tissu graisseux, sans qu'il soit possible d'y reconnaître les

éléments musculaires et aponévrotiques normaux. M. le professeur Michel ne doute pas un instant que, sans une grande précaution de ne pas dépasser l'épaisseur du tissu graisseux sous-cutané, on pourrait tomber facilement dans la cavité de l'abdomen. A droite et à gauche, à la hauteur de l'incision supérieure, une petite artériole, qui pourrait bien être l'artère épigastrique, a été coupée par la dissection des lambeaux latéraux. La dissection de ces lambeaux ter-

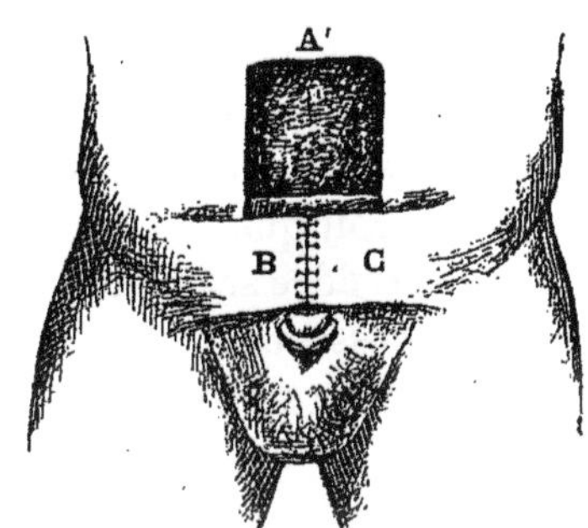

Fig. 18. — Procédé de Michel (*Lambeaux en place*).

B, C. Lambeaux inguinaux glissés sur le lambeau abdominal renversé, qu'ils cachen
et suturés sur la ligne médiane.
A. Surface d'emprunt du lambeau abdominal.

minée, on les a fait glisser, de dehors en dedans, vers la ligne médiane; ils recouvraient ainsi par leur surface saignante celle du lambeau médian. Plusieurs points de suture les ont maintenus dans cette position.

L'opération terminée, la tumeur rouge était recouverte par la surface épidermique du lambeau médian, et celui-ci à son tour était recouvert par les deux lambeaux latéraux.

Une petite sonde fut placée sous l'extrémité inférieure du lambeau médian entre lui et le canal du pénis, afin de faciliter l'écoulement de l'urine. Quelques points de suture furent placés aux angles supérieurs et inférieurs des lambeaux latéraux. Une compresse trempée dans l'eau froide fut le seul pansement. On recommanda de la renouveler toutes les demi-heures. L'enfant fut placé dans son lit; l'opération avait duré trois quarts d'heure ; la perte de sang fut insignifiante, la chloroformisation fut continuée jusqu'à la fin. »

Aucun accident ne vint se mettre à la traverse de la guérison, qui fut très rapide, car au bout de huit jours la réunion des trois lambeaux était parfaite et le quinzième jour l'enfant était emporté dans son village par ses parents.

J'arrive à la description du procédé opératoire classique de l'exstrophie de la vessie, celui de Wood. Ce n'est pas sans hésitation, sans essais nombreux que l'habile chirurgien anglais est arrivé à la conception de son opération. Pour s'en convaincre il suffit de lire les détails de ses premières tentatives. On y voit que ce n'est qu'après avoir successivement essayé de prendre ses lambeaux dans toutes les régions voisines de la vessie exstrophiée, qu'il finit, après sa 5° opération, par arrêter son choix sur le lambeau abdominal rabattu sur l'organe et recouvert par deux lambeaux latéraux taillés aux dépens des tissus de l'aine. De la lecture des opérations nombreuses qu'a pratiquées Wood, je crois pouvoir résumer dans les termes suivants l'essence de son manuel opératoire.

Procédé de Wood. — Le chirurgien anglais taille d'abord au-dessus de la vessie exstrophiée un lambeau carré à coins arrondis de dimensions telles que, renversé sur la surface vésicale, il puisse la recouvrir. Cela fait, il dissèque deux lambeaux latéraux d'une largeur à peu près égale à la longueur du lambeau abdominal et dont les bases adhèrent à l'aine. Chacun de ces lambeaux est transporté par glissement sur la face vive du lambeau rabattu sur la vessie. Leurs bords internes se rencontrent ainsi sur la ligne médiane où ils sont réunis par des sutures (1).

Dans ses premières opérations Wood a employé les sutures entortillées, ayant bien soin de comprendre dans ses épingles une partie mais une partie seulement du lambeau

(1) Le dessin du procédé de Wood se trouve dans tous les livres classiques de médecine opératoire ; je n'ai pas cru devoir le reproduire.

sous-jacent, de façon à assurer le contact intime des surfaces avivées et recouvertes sans tiraillement ni pression.

Dans ses dernières opérations il a substitué aux sutures entortillées les sutures entrecoupées au fil d'argent.

Les surfaces d'emprunt des lambeaux sont rétrécies autant que le permet la souplesse des tissus à l'aide de sutures entortillées et entrecoupées.

L'opération terminée on recouvre les parties de larges bandes d'emplâtre plastique, qui servent à la fois de pansement et de soutien.

Tel est le procédé assurément simple et ingénieux de Wood. Il donne d'excellents résultats immédiats; mais, comme j'aurai le soin de le faire remarquer plus tard, la puissance de rétraction des surfaces cicatricielles est telle qu'au bout de peu de temps la vessie se trouve de nouveau à découvert dans une grande étendue et qu'une opération nouvelle s'impose.

Certaines modifications de détails ont été apportées au procédé de Wood pour assurer la vitalité et la greffe des lambeaux. Le succès de toute autoplastie résidant surtout dans les minuties, je ne crains pas d'insister sur ce sujet dans ce chapitre exclusivement consacré au manuel opératoire.

Afin de conserver aux tissus transplantés toute leur chance de vie, on ne saurait prendre trop de précautions dans la manière de disséquer les lambeaux, de les saisir avec les divers instruments, d'en étancher les surfaces saignantes, de faire les sutures, pansement, etc. On trouve dans le récit de diverses opérations de précieux conseils à cet égard. Je les résumerai.

John Ashhurst (de Philadelphie), qui est sans doute le chirurgien ayant le plus souvent pratiqué l'opération de Wood, prend soin de comprendre dans ses lambeaux tout le tissu cellulaire sous-cutané jusqu'aux aponévroses tendineuses et musculaires exclusivement. Il donne aux pédicules des lambeaux inguinaux le plus de largeur possible, de manière à ménager un nombre de vaisseaux artériels suffisants à leur nutrition. Afin de supprimer toute cause de suppuration, de mortification pouvant s'opposer à la réunion *per primam*, il ne fait aucune ligature et se sert habilement de serres-fines pour l'hémostase des petits vaisseaux divisés. Comme Wood il emploie la suture entortillée pour affronter les bords supérieurs des lambeaux latéraux glissés sur la ligne médiane, et comme lui il évite de transpercer le lambeau profond.

Une modification importante apportée par Ashhurst a pour but de fixer les bords latéraux. A cet effet il transperce avec un fil de fer recourbé en anse les lambeaux superficiels et profonds en deux points de chaque côté et en tord les deux chefs sur un rouleau de diachylon. Cette espèce de suture en capiton empêche le lambeau profond de se recroqueviller et assure le contact intime entre les surfaces vives.

Après avoir diminué autant que possible les surfaces d'emprunt à l'aide de sutures transversales et avoir garanti la fixation des parties au moyen de bandelettes de diachylon, Ashhurst se contente, pour tout pansement, d'un linge imbibé d'huile d'olive et recouvert d'un taffetas gommé.

Greig Smith donne aussi de précieux détails opératoires pour la pratique de l'opération de Wood, qu'il a cherché à perfectionner en plusieurs points. Préoccupé tout d'abord de conserver aux tissus transplantés toute leur vitalité et de prévenir la moindre thrombose capable de la compromettre, il évite de toucher la surface saignante des lambeaux, qu'il soulève en les pinçant exclusivement par la face cutanée à l'aide de ténaculums et de pinces-ténaculums. Dans le même but il a soin de ne pas les comprimer à l'aide de l'éponge et se contente de les laver légèrement avec la solution d'acide borique chaude. La largeur de ces lambeaux dépasse de beaucoup la surface à recouvrir, de façon à éviter tout tiraillement, toute tension provenant de l'urine retenue dans le réservoir restauré.

En dehors de ces précautions, qui peuvent s'appliquer à toutes les autoplasties, un des points, qui ont fixé l'attention et suscité tous les efforts de Greig Smith, consiste dans la fermeture hermétique par suture du réservoir sur ses parties latérales. Pour cela il ne se contente pas, à l'exemple d'Ashhurst, de suturer latéralement entre eux les lambeaux abdominal et inguinaux, il fait plus. Il commence par aviver au rasoir les bords latéraux du lambeau abdominal et la peau qui entoure la surface exstrophiée; puis renversant le lambeau abdominal sur la vessie, il suture soigneusement au catgut fin l'une à l'autre les deux surfaces avivées. Cela fait, il superpose les lambeaux inguinaux au tablier abdominal à la manière de Wood et Ashhurst et suture avec des fils d'argent les trois épaisseurs de tissus, c'est-à-dire de dedans en dehors les téguments péri-vésicaux, le lambeau abdominal et enfin le lambeau inguinal. Deux ou trois points de suture suffisent pour cela; les fils sont enroulés sur des bouts de sonde en caoutchouc mou sans tiraillement ni tension, afin d'éviter le sphacèle. La suture du lambeau abdominal au pourtour de la vessie a cet immense avantage qu'elle supprime ou du moins ferme complètement l'espèce de sinus où viennent converger les lambeaux et s'oppose de la sorte à l'infiltration d'urine.

Dans sa première opération Greig Smith réunit sur la ligne médiane les bords des lambeaux inguinaux au moyen de sutures entortillées, mais dans la seconde, redoutant le tiraillement et la pression de ce mode de suture, il se servit de points passés au catgut, et dans son troisième cas tout récent il remplaça le fil résorbable par des crins de cheval.

La paroi antérieure de la vessie étant reconstituée, le chirurgien de Royal Bristol Infirmary comble les surfaces d'emprunt des lambeaux en en rapprochant les lèvres avec des sutures entortillées, puis il lave la nouvelle cavité avec la solution d'acide borique chaude et pour tout pansement recouvre les surfaces de gaze fine enduite d'onguent boriqué.

Richelot, qui a obtenu un des plus beaux succès de cure de l'exstrophie enregistrés en France par le procédé de Wood perfectionné, insiste, comme les auteurs précédents, sur la nécessité de comprendre dans l'épaisseur des lambeaux tout le tissu cellulaire sous-cutané jusqu'à l'aponévrose. Sans se préoccuper de fermer sur les côtés le nouveau réservoir, il soigne surtout la suture médiane des lambeaux et aussi, comme je le dirai plus tard, celle qui unit les lambeaux sus-vésicaux au prépuce. A cet effet, fort des garanties qu'offre à la réunion par première intention l'asepsie complète des tissus, il rejette « les nœuds bizarres, les chevilles, les boutons et les tubes », pour n'employer que la suture simple à points séparés pratiquée avec le crin de Florence. Sans chercher à obtenir la guérison par première intention des surfaces d'emprunt des lambeaux, il se contente de les rétrécir au niveau de leurs angles par quelques points de suture et laisse le reste bourgeonner. Le tout est recouvert, après lavage à la solution d'acide phénique faible, de vaseline boriquée, par-dessus laquelle on place du protective et de la ouate hydrophile.

IIe Section. Opérations qui s'adressent à la fois
à l'exstrophie et à l'épispadias.

Comme je l'ai dit, les premiers chirurgiens, qui s'occupèrent de la cure de l'exstrophie vésicale, avaient bien saisi les principales indications opératoires, qui étaient moins de refaire une paroi antérieure à la vessie que d'établir une gouttière, un rudiment de canal déversant les urines dans un appareil collecteur commode et portatif. Tel était surtout le but poursuivi par J. Roux et Richard. Après eux il semble que cette indication ait été perdue de vue, et la plupart des procédés opératoires nombreux, que j'ai exposés dans la première partie de ce chapitre, s'ils ne visent pas exclusivement la reconstitution de la paroi vésicale absente, sont tout au moins peu propres à convertir en entonnoir la vessie exstrophiée. Il est même curieux de remarquer que le procédé, qui par sa facilité d'exécution et les garanties de succès opératoire qu'il offre, a conquis la faveur des chirurgiens, est précisément le plus défectueux à cet égard. La rétraction des lambeaux transplantés et de leur large surface d'emprunt est telle qu'au bout de peu de temps la plus grande partie de la moitié inférieure de la vessie est à découvert et qu'il faut avoir recours à des opérations complémentaires nombreuses pour obtenir un orifice compatible avec le port d'un appareil collecteur véritablement utile. C'est le grand mérite du professeur Le Fort d'avoir dégagé l'indication capitale du traitement chirurgical de ce vice de conformation et d'avoir montré qu'il fallait « s'attacher à fermer l'orifice, qui se trouve au-dessus du gland ». L'habile chirurgien a fait plus que de formuler l'indication, il a donné les moyens de la remplir. Si l'on dépouille les observations mêmes les plus anciennes d'exstrophie vésicale chez les individus du sexe masculin, on voit que chez l'immense majorité, sinon chez tous, la verge rudimentaire est pourvue à sa partie inférieure d'une peau lâche et d'un prépuce très développé formant comme une sorte de tablier. C'est cet appendice préputial, que le professeur Le Fort a eu l'ingénieuse idée de ramener par-dessus la verge pour faire une paroi supérieure à la gouttière uréthrale et former la partie basse de la paroi antérieure de la vessie.

Procédé de L. Le Fort. — Voici comment procéda l'éminent chirurgien. Il commença par disséquer les téguments et le prépuce situés à la partie inférieure de la verge. Il obtint ainsi un lambeau quadrilatère adhérent à la base du gland et mesurant à peu près deux travers de doigt dans tous les sens. Il fit alors à sa base une incision longitudinale parallèle à la verge et trouant le lambeau dans toute son épaisseur. Cette incision, qui formait boutonnière, lui permit de faire passer le gland à travers et de ramener le prépuce par-dessus la verge. Cet organe ainsi relevé et nourri par les deux prolongements latéraux, qui le rattachaient à la face inférieure du pénis, recouvrait une petite partie de la surface exstrophiée.

Après avoir attendu six semaines que le prépuce œdématié dans les premiers jours eût repris sa souplesse et tous ses caractères normaux, le professeur Le Fort procéda au second temps de l'opération, à savoir la confection de la paroi antérieure de la vessie. A cet effet il aviva la face du prépuce tournée vers la vessie, puis il tailla au-dessus de la tumeur un lambeau demi-circulaire de 6 centimètres de diamètre et le rabattit sur elle face épidermique en dessous. La partie moyenne du bord inférieur de ce lambeau fut alors cousue au bord supérieur du prépuce rafraîchi, mais rien ne fut fait à ce moment en vue de la réunion des bords latéraux aux bords de la vessie. Pour effectuer la suture du tablier abdominal au petit lambeau préputial Le Fort se servit de fils métalliques fins, dont les anses s'opposant au gonflement inflammatoire des parties étranglèrent et finirent par couper les tissus, de telle sorte que la réunion cherchée manqua dans la plus grande partie de son étendue. Un petit pont restait seul à droite maintenant heureusement en place le lambeau préputial.

M. Le Fort attendit un an pour permettre aux phénomènes inflammatoires de s'éteindre complètement et aux tissus de reprendre toute leur vitalité. A ce moment, procédant comme il l'avait fait pour sa première opération, le chirurgien tailla un lambeau sus-vésical semi-circulaire dont les contours étaient excentriques à celui primitivement taillé. Ce lambeau fut rabattu en tablier sur la vessie et la partie médiane de son bord inférieur, avivée des deux côtés, fut insinuée entre les deux lames du prépuce préalablement fendu et dédoublé. Cette superposition de 4 plans saignant devait singulièrement augmenter les chances de la réunion désirée et le mode de suture imaginée par Le Fort vint encore s'y ajouter.

Il prit deux bouts de sonde en gomme et y pratiqua des trous à égale distance, et dans l'un d'eux, qui devait être renfermé dans la vessie nouvelle, il disposa dans chaque deux trous voisins les extrémités d'un fil métallique. Les lambeaux étant superposés, comme je viens de le dire précédemment, le bout de sonde armé des fils fut placé transversalement en arrière de la valve profonde du prépuce, et chacun de ses fils traversa successivement cette valve profonde, le lambeau abdominal et la valve superficielle pour venir s'engager dans les trous du second bout de sonde placée à l'extérieur. Les choses ainsi disposées, les chefs correspondant à chaque anse furent réunis ensemble et maintenus serrés à l'aide d'un tube de Galli. De la sorte était réalisée une suture enchevillée d'un nouveau genre, ayant ce grand avantage qu'il n'y avait pas « comme dans cette suture (ordinaire) une anse, dont les deux chefs, faisant le tour de la sonde, tendent à reprendre leur parallélisme en agrandissant le trajet percé au milieu des tissus, qui doivent être réunis ». Elle offrait aussi cette ressource que la pression pouvait être graduée facilement en desserrant les fils. La présence du bout de sonde dans la vessie n'avait d'ailleurs point d'inconvénients, puisque le réservoir devait rester ouvert sur un de ses côtés.

En effet, après ce temps de l'opération, la restauration se réduisait à un voile tendu devant la surface exstrophiée et il fallait désormais fermer les fentes latérales. Le chirurgien entreprit de suite l'obturation de la fente gauche. Pour cela il tailla et disséqua, sur le côté correspondant de la vessie et aux dépens des téguments recouvrant le cordon, un lambeau mesurant la hauteur de la partie à recouvrir et le fit glisser sur le lambeau abdominal et la face externe du prépuce avivés. La base du lambeau transplanté fut suturée au bord du prépuce et à la marge du lambeau abdominal au moyen d'une suture entortillée, semblable à celle déjà employée pour réunir le prépuce au tablier abdominal. Tout alla pour le mieux, et le sixième jour M. Le Fort sectionna les fils, retira les sondes de la vessie et constata que toutes les sutures avaient réussi.

Restait la fente du côté droit. Elle fut oblitérée quatre mois plus tard de la même façon que celle du côté gauche, c'est-à-dire à l'aide d'un lambeau quadrilatère inguinal, attiré sur le lambeau abdomino-préputial et suturé à ses bords au moyen de la même suture entortillée. Ce dernier effort fut couronné de succès.

Telle fut la belle opération pratiquée par le professeur Le Fort et dont les points absolument originaux consistent, ainsi que le fait remarquer Valdivieso, dans : 1° l'utilisation du prépuce ; 2° le mode d'union du lambeau préputial avec le lambeau supérieur ; 3° la manière de pratiquer la suture.

A l'exemple de M. Le Fort un certain nombre d'opérateurs ont cherché à tirer parti du prépuce pour la restauration de la paroi antérieure de la vessie. Il importe de rappeler le manuel opératoire qu'ils ont suivi à cet effet.

On ne sera pas surpris que Thiersch, qui, comme chacun le sait, s'est si ingénieusement servi du prépuce dans ses opérations d'épispadias, songeât à utiliser cet appendice dans le traitement de l'exstrophie. C'est en effet ce qu'il a fait. Dans ce but il pratique à la base du prépuce une incision transversale et fait passer le gland à travers cette boutonnière, puis il attend quelques semaines. Lorsque les lambeaux ont repris toute leur souplesse et que leur vitalité ne laisse rien à désirer, il prépare de la manière que j'ai précédemment indiquée le lambeau destiné à recouvrir la partie inférieure de la vessie, et quelques semaines après il le rabat et le suture au bord de celle-ci. C'est environ 15 jours après la transplantation de ce lambeau, qu'il recommande de réunir par la suture son bord inférieur avivé au bord supérieur du prépuce fraîchement cruenté, et ce n'est que lorsque la soudure est parfaite, qu'il convient d'oblitérer par un second lambeau la partie supérieure de la vessie.

Hirschberg s'est également servi du prépuce pour parfaire l'opération de ce jeune enfant de 15 mois, chez lequel il était parvenu à reconstituer la paroi antérieure de la vessie à l'aide d'un lambeau supéro-latéral : opération que j'ai rapportée dans la première partie de ce chapitre. Après avoir vainement essayé de restaurer le sphincter vésical en réunissant les bords préalablement avivés de la gouttière uréthrale à son origine, il eut recours au prépuce pour fermer en bas l'orifice trop large de la vessie. Pour cela il le perfora à sa base près de la verge, passa celle-ci à travers la boutonnière et vint suturer le bord supérieur du lambeau préputial au bord inférieur du tablier abdominal déjà en place. A part quatre petites fistules dont la fermeture dut être poursuivie par quatre petites opérations complémentaires, la guérison s'obtint complète et sans peine.

Greig Smith, dont j'ai plus haut décrit la façon ingénieuse mais compliquée de fermer sur les parties latérales le nouveau réservoir urinaire, se servit du prépuce et des tissus sous-jacents à la verge pour refaire un simulacre d'urèthre de la manière suivante. Il eut d'abord soin de ménager à la partie moyenne du bord supérieur du lambeau abdominal une sorte d'appendice en forme de luette, donnant, comme il le dit, à ce lambeau la configuration d'un bois de soufflet (*in shape like the woden portion of a fire-bellows*). Cet appendice, une fois le lambeau rabattu, recouvrit la gouttière uréthrale et fut suturé au catgut à chacune de ses lèvres. Par-dessus ce lambeau, dont la face cruentée était extérieure, Greigh Smith ramena les téguments de la face inférieure de la verge et le prépuce préablement disséqué, puis il les y sutura. Dans deux cas, où le chirurgien eut recours à cet artifice, le succès fut complet.

En France Richelot a obtenu aussi un très beau résultat en s'inspirant de la donnée principale du procédé de Le Fort. Comme ce dernier, il fit de chaque côté de la verge une incision longitudinale qu'il fit passer au-dessous du gland pour en détacher le prépuce et former ainsi un lambeau pénio-préputial. Puis il pratiqua une boutonnière à la base de ce lambeau, y fit passer la verge et ramena par-dessus elle son enveloppe inférieure (voy. fig. 19). Il constitua ainsi un opercule, qui recouvrait la gouttière uréthrale et la partie inférieure de la vessie exstrophiée. Ce fut là le premier temps opératoire. Dans le second, auquel il procéda séance tenante, il refit la paroi antérieure de la vessie à l'aide d'un lambeau abdominal, recouvert de deux lambeaux inguinaux, suivant la manière de Wood. Les bords supérieurs des lambeaux inguinaux, amenés sur la ligne médiane par suite de leur inflexion, furent suturés avec des crins de Florence ; il en fut de même des bords inférieurs des lambeaux abdominal et inguinaux superposés au bord

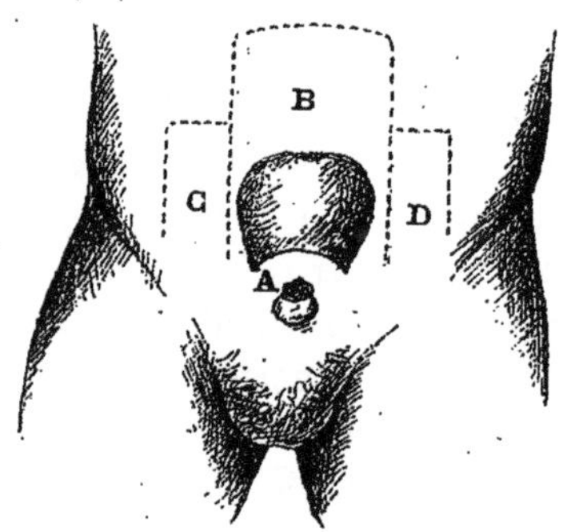

Fig. 19. — Opération de G. Richelot d'après les principes de Wood et Le Fort (1) (*Tracé des lambeaux*).

A. Prépuce ramené par-dessus la verge et formant un opercule recouvrant la gouttière uréthrale et la partie inférieure de la surface exstrophiée.
B. Lambeau abdominal.
C, D. Lambeaux inguinaux.

supérieur du prépuce. De la sorte la vessie était reconstituée et close dans toute son étendue, sauf à sa partie inférieure de chaque côté, entre la base des lambeaux inguinaux et préputial. Les larges plaies de surfaces d'emprunt furent rétrécies par quelques points de suture et le tout fut pansé comme je l'ai dit plus haut.

A part un érythème phéniqué, tout marcha à souhait ; la

(1) Je dois les fig. 19, 20, 21, 22, à l'obligeance de M. G. Richelot. Outre ces dessins cet habile chirurgien m'a fourni avec une grande amabilité les données de son expérience sur l'opération de l'exstrophie. Je le prie de vouloir bien agréer ici l'expression de ma vive reconnaissance.

réunion fut complète sur toutes les lignes de suture, dont on retira les fils le huitième jour.

Près de deux mois après cette première opération, Richelot s'occupa de fermer les orifices latéraux situés de chaque côté du prépuce, par lesquels les uretères s'ouvrant précisément à ce niveau versaient directement au dehors le liquide urinaire. Afin de ne pas compromettre par une hâte intempestive le résultat obtenu, l'ingénieux chirurgien procéda successivement à l'obturation de ces orifices. Com-

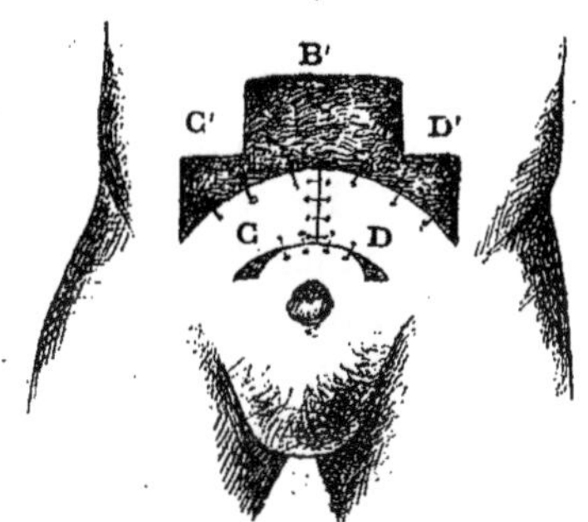

Fig. 20. — Opération de G. Richelot d'après les principes de Wood et Le For[t]
(*Lambeaux en place*).

A. Prépuce ramené au-dessus de la verge et suturé au bord inférieur des lambeaux
C, D.

C, D. Lambeaux inguinaux transportés sur la surface vésicale préalablement recouverte par le lambeau abdominal B renversé sur elle.

B', C', D'. Surface d'emprunt des lambeaux B, C, D de la figure précédente.

mençant par l'orifice gauche il aviva la demi-circonférence externe que formait le lambeau latéral, puis comme la minceur de la demi-circonférence interne constituée par le prépuce ne lui aurait pas permis de l'aviver sans danger, il la dédoubla. Dès lors il put réunir les lèvres de l'orifice au moyen de cinq points de crins de Florence passés avec l'aiguille de Reverdin. Quinze jours après, les fils étaient enlevés et la réunion complète à l'exception d'un point presque imperceptible. Peu après l'orifice du côté droit fut fermé de la même façon et avec le même succès, que parfit la cautérisation au thermo-cautère de deux petites fistules. Tel est, résumé, le manuel opératoire de ce beau cas de M. Richelot, qui l'accompagne et le fait suivre de très intéressantes considérations dont j'aurai plus tard à apprécier toute la justesse.

Ce n'est pas seulement dans le sexe masculin que les chirurgiens se sont efforcés de remédier par l'anaplastie à l'épispadias; quelques-uns ont aussi poursuivi le même but chez la femme. A part la remarquable opération de Ayres, que j'ai rapportée précédemment dans ses moindres détails, je ne sache pas que cette indication particulière de l'exstrophie féminine ait été visée et remplie par d'autres chirurgiens que par Greig Smith et Richelot.

L'un et l'autre ont eu l'idée d'utiliser pour cette restauration l'ampleur, la redondance des grandes lèvres, qui sont dans ce vice de conformation chez la femme ce qu'est le prépuce exubérant chez l'homme.

Cette hypertrophie de tous les organes génitaux externes était telle chez la petite fille opérée par Greig Smith, que le chirurgien dut d'abord retrancher les petites lèvres à l'aide des ciseaux. Cette opération préalable fut accompagnée d'une hémorragie profuse, alarmante même, qu'on parvint à arrêter à l'aide de pinces à forcipressure. Cela fait, on tailla un lambeau abdominal sus-vésical et deux lambeaux latéraux; puis on les superposa selon les principes de Wood et on les sutura à la périphérie de l'ouverture vésicale d'une part et entre eux suivant leurs bords d'autre part, cela avec toutes les précautions minutieuses qui caractérisent le manuel de Greig Smith, et que j'ai déjà signalées. Cette première partie de l'opération ne présenta, on le voit, rien de spécial. L'enfant étant très affaiblie par la longueur des manœuvres et la perte de sang, on n'entreprit la seconde partie que trois mois après.

« Deux incisions d'un quart de pouce furent faites de chaque côté de la gouttière représentant l'urèthre entr'ouvert. Elles circonscrivaient la petite ouverture à travers la-

quelle la vessie faisait hernie. Les bords internes de ces incisions furent rapprochés au moyen d'une suture continue
au catgut, que l'on pratiqua sur un cathéter placé dans la
vessie et laissé dans la rainure, rudiment de l'urèthre. Les
grandes lèvres, qui étaient séparées par un petit espace de
chaque côté, furent réunies par-dessus le tout avec 3 épingles à bec-de-lièvre et deux points de soie de cordonnier.
Une petite fistule urinaire se forma à la partie supérieure
de la plaie, qui se ferma spontanément au bout d'un mois;

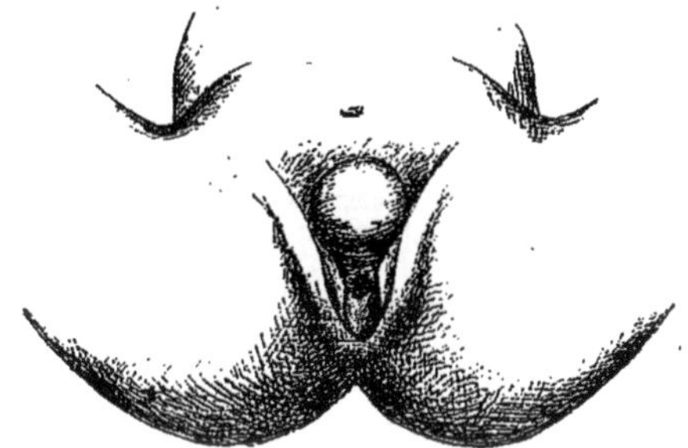

Fig. 21. — Opération de G. Richelot chez une petite fille.
État des organes de la malade.

à part cela, tout le reste se réunit par première intention.
Le résultat de cette opération a été une fermeture complète
de la vessie extroversée avec un urèthre artificiel d'un pouce
de long. » Évidemment le résultat fonctionnel fut ici ce qu'il
a été jusqu'à ce jour c'est-à-dire absolument imparfait ; mais
il n'en est pas moins vrai que la restauration des formes
laissait peu de chose à désirer.

Cette année même Richelot a communiqué à la Société
de chirurgie le manuel opératoire qu'il a suivi pour remédier à l'épispadias et à l'exstrophie de la vessie chez une
petite fille de 6 ans. Après avoir avivé la face interne des
grandes lèvres au-dessus de l'orifice vaginal, il les affronta
au moyen d'une suture médiane faite avec trois crins de Florence. De la sorte il reconstitua la commissure supérieure
de la vulve et les tissus des grandes lèvres, qu'il avait rap-

prochés à cet effet, formaient une sorte d'opercule recouvrant la partie inférieure de l'organe exstrophié (fig. 22). Cela fait, le chirurgien procéda de suite à la confection de la

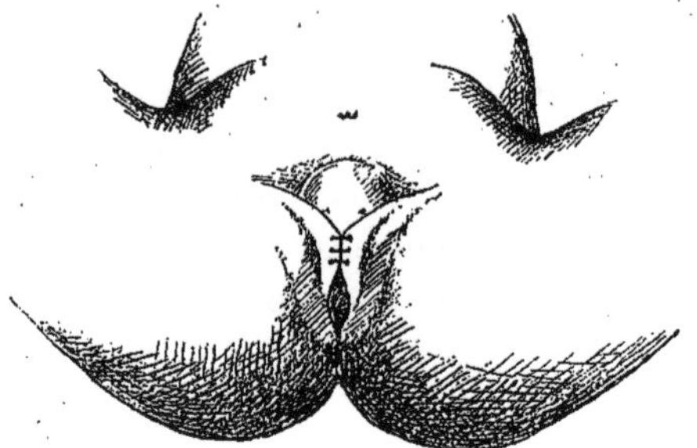

Fig. 22. — Opération de G. Richelot.

Premier temps. Reconstitution de la commissure supérieure de la vulve par la suture des grandes lèvres avivées au-dessus de l'orifice vaginal.

paroi antérieure. La minceur de la peau au-dessus de la vessie ne lui permettant pas d'emprunter le lambeau-tablier de Wood, il eut recours à deux lambeaux latéraux. Le lambeau gauche fut rabattu sur l'exstrophie face cruentée

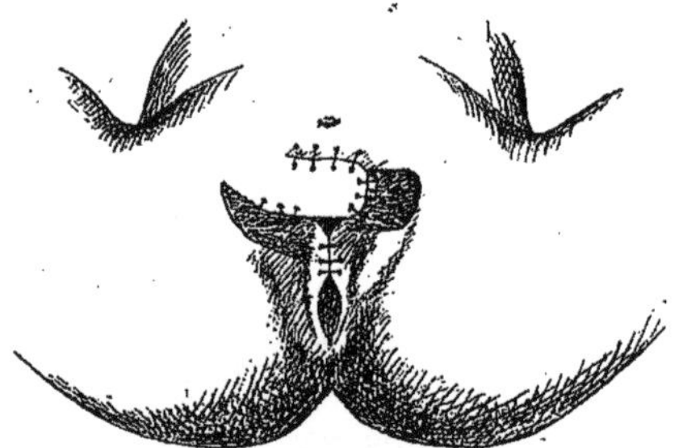

Fig. 23.—Opération de G. Richelot.

Deuxième temps. Réfection de la paroi antérieure de la vessie par un procédé de nécessité.

en avant, et le lambeau droit vint le recouvrir par simple glissement, de façon à mettre en contact les deux faces vives (fig. 23). Des points séparés de crins de Florence unirent les deux lambeaux. Pour compléter la fermeture de la vessie qui restait ouverte en haut, l'opérateur tailla une petite bandelette cutanée au-dessus de la fente et vint la suturer au lambeau vésical.

L'opération réussit complètement, et au moment où M. Richelot montra sa malade à la Société il ne restait plus entre le bord inférieur des lambeaux et la commissure supérieure des grandes lèvres restaurées qu'un petit orifice, qui avait été ménagé avec intention pour permettre l'écoulement des urines. Deux tentatives pour le fermer sont restées stériles, mais il n'est pas douteux, fait remarquer l'opérateur, qu'en attendant un peu que les tissus aient repris toute leur vitalité, on obtienne facilement ce résultat.

DEUXIÈME PARTIE

CHAPITRE PREMIER

RÉSULTATS DES OPÉRATIONS D'EXSTROPHIE
COMPARAISON ET APPRÉCIATION DES MÉTHODES
ET DES PROCÉDÉS

SOMMAIRE

Ce chapitre a été écrit d'après l'analyse de 95 opérations d'exstrophie de la vessie. — La léthalité de cette opération qui de prime abord paraît énorme est en réalité minime, 8 morts sur 95 opérés. Par ordre de gravité décroissante les 3 grandes méthodes thérapeutiques de l'exstrophie doivent être classées ainsi : méthode de dérivation du cours de l'urine, mortalité 30 p. 100 ; méthode autoplastique, mortalité 6,33 p. 100 ; méthode du rapprochement des pubis, mortalité 0 p. 100. — La gravité opératoire est sans doute toujours d'un grand poids dans la détermination du chirurgien, mais en chirurgie anaplastique la question d'utilité a presque une valeur égale. — De là nécessité d'établir le choix de l'opération sur ses résultats éloignés. — Les indications qu'elle doit remplir sont au nombre de 3 : protection de la surface muqueuse ; collection des urines ; restauration des organes externes de la génération.

I. — Résultats éloignés des opérations appartenant à la méthode de dérivation des urines. — 1° La méthode de dérivation des urines dans l'intestin repose sur une erreur de physiologie comparée et sur une insuffisante observation des faits pathologiques. Aucune des opérations propres à cette méthode, pratiquées par Simon, Holmes, Lloyd, Athol Johnson, ne peuvent d'ailleurs nous instruire au sujet de la tolérance de l'intestin pour les urines. A supposer que cette tolérance fût possible, il n'en resterait pas moins la surface exstrophiée vive et irritable, qu'aucun fait n'autorise à voir se cutaniser, bien au contraire. 2° L'extirpation de la vessie exstrophiée, avec abouchement des uretères dans la gouttière pénienne ou à la paroi abdominale, est une opération trop récente pour être jugée sans appel. Sans doute elle supprime radicalement les inconvénients de l'exposition de la vessie à l'extérieur, mais elle ne met pas les malades dans de meilleures conditions au point de vue de la collection des urines, quelque ingénieux que soit l'appareil employé. Opinions de Bardeleben, de Thiersch, de Richelot, de Berger sur cette opération de Sonnenburg.

II. — Résultats éloignés des opérations appartenant à la méthode de suture directe des deux marges de la vessie. — Les opérations de Trendelenburg lui-même, auteur de cette méthode, ne réalisent qu'en partie les résultats qu'il se flattait d'obtenir. Si le chirurgien allemand a obtenu la reconstitution anatomique de la vessie, il a échoué dans tous ses cas au point de vue de sa reconstitution physiologique, l'incontinence persistant et la vessie ne faisant en rien fonction de réservoir. C'est acheter au prix de grands dangers opératoires un résultat bien piètre. Quant à la suture directe des marges de la vessie sans rapprochement des pubis, ses résultats éloignés ne peuvent être jugés par les opérations de Rigaud et de Hall C. Wyman, dont les malades n'ont pas été suivis. Si, pas plus que les autres, ce procédé opératoire n'est capable de restituer son sphincter au réservoir, il restaure du moins à peu de frais la forme de l'organe et se recommande dans les cas simples où il est praticable.

II. — Résultats éloignés fournis par la méthode autoplastique. — Avant d'apprécier les résultats éloignés donnés par les nombreux procédés de cette méthode, il convient d'établir que le relevé de nos observations montre que la mortalité est indépendante de la complexité des actes opératoires et que la multiplicité et la superposition des lambeaux, loin d'augmenter les chances de décès, ne paraissent au contraire que les diminuer. De là grande liberté du chirurgien dans le choix du procédé opératoire, qui sera toujours, un cas étant donné, celui qui sera le plus propre à restituer la forme et la fonction. Le dépouillement des observations prises en bloc montre qu'au point de vue des résultats définitifs les procédés à simple plan de lambeaux sont inférieurs aux procédés à double plan de lambeaux, et que ceux-ci le cèdent aux opérations s'adressant à la fois à l'exstrophie et à l'épispadias. Exemples destinés d'une part à montrer ce que l'auteur entend sous le nom de succès, demi-succès ou insuccès dans la cure de l'exstrophie vésicale, et d'autre part à bien indiquer les causes ordinaires des échecs et la valeur de chaque procédé. Bien réussie, l'opération de l'exstrophie par la méthode autoplastique donne au point de vue de la reconstitution de la paroi vésicale un résultat, qui approche de la perfection. Il n'en est pas de même relativement au fonctionnement de la nouvelle vessie comme réservoir. La saillie de la face postérieure de l'organe s'appliquant à la nouvelle paroi antérieure et en effaçant le calibre, en second lieu l'absence du sphincter vésical, ne permettent pas de remplir cette deuxième indication thérapeutique de l'exstrophie. En vain ces deux buts ont-ils été poursuivis : de nombreuses raisons exposées par l'auteur s'opposent irrévocablement peut-être à la réalisation de ces desiderata. Quant à la troisième indication, à savoir la restauration des organes externes de la génération, elle ne semble pas avoir été accomplie jusqu'ici dans le sexe masculin. Du reste, il n'y a guère lieu de le regretter pour l'espèce, car la plupart des exstrophiés ont leur sperme privé de spermatozoïdes, mais pour certains de ces malheureux aux passions vives, il est fâcheux que la chirurgie ne puisse leur donner un simulacre de verge. L'exstrophie de la vessie chez la femme n'est pas un obstacle à la fécondation et à l'accouchement, et il semble bien que les opérations dirigées contre elle auraient précisément pour but de s'opposer à la copulation et surtout à l'expulsion du produit de la conception. L'opération de l'exstrophie n'en est pas moins indiquée chez la femme.
Outre les avantages que retirent du côté de la sphère des organes génito-urinaires les opérés, souvent ils voient disparaître les hydrocèles, les hernies inguinales, le prolapsus du rectum concomitants. Certains inconvénients étant la conséquence de la restauration des parties par la méthode autoplastique, il convient de les signaler. Ce sont les incrustations calcaires de la nouvelle paroi, la pyélite et la pyélonéphrite consécutive au rétrécissement de l'embouchure des uretères (?).

La supériorité de la méthode autoplastique sur toutes les autres, suffisamment démontrée par ce qui précède, doit en faire la méthode de choix dans le traitement de l'exstrophie. Quant au meilleur procédé à employer, un clinicien expérimenté saura toujours le choisir un cas étant donné. Les procédés à simple plan de lambeaux ne seront jamais que des procédés de nécessité. Les procédés de choix sont les procédés à double plan de lambeaux, et parmi eux celui de Wood l'emporte de beaucoup sur tous les autres. On doit d'ailleurs joindre toujours, suivant le procédé de L. Le Fort chez l'homme et celui de Greig Smith et de G. Richelot chez la femme, à l'opération de l'exstrophie l'opération de l'épispadias par l'utilisation du prépuce et des grandes lèvres.

La rédaction de ce chapitre repose sur l'analyse de 95 opérations d'exstrophie de la vessie se répartissant ainsi au point de vue de la méthode employée.

Opérations par la méthode de dérivation du cours de l'urine . . . .
- *a.* Avec abouchement des uretères dans l'intestin et conservation de la vessie. . . 6
- *b.* Avec abouchement des uretères à la paroi abdominale et extirpation de la vessie. 4

Opérations par la méthode de suture directe des deux marges de la vessie 6

Opérations par la méthode autoplastique 79

En réfléchissant à la rareté de ce vice de conformation (1) et en songeant que la première opération chirurgicale entreprise pour y remédier remonte à moins de 41 ans, le critique ne peut tout d'abord s'empêcher de louer au moins le zèle des chirurgiens, qui lui offrent de tels documents d'appréciation.

Le premier fait que l'on doit dégager du dépouillement de ces 95 observations est relatif à la léthalité des diverses méthodes et procédés pris en bloc. Elle s'élève à 15 morts. Énoncée sans commentaires cette mortalité paraît énorme, surtout étant donné ce fait, que, si pénible que soit la difformité, elle ne compromet pas l'existence, puisque d'après

(1) D'après un travail de Puech inséré dans la *Gazette de Joulin* (1873), l'exstrophie de la vessie se présenterait dans la proportion de 7 fois sur 700 000 naissances.

la statistique de Vigneau, qui porte sur 71 exstrophiés, on voit que 10 moururent entre 10 et 20 ans, 17 entre 20 et 40 ans, 5 entre 40 et 50 ans, et 1 atteignit jusqu'à 70 ans. Mais pour réduire ce chiffre de léthalité à sa juste valeur, il convient d'abord de retrancher de son passif le fait de Georges Shrady, qui vit son petit malade succomber au choléra infantile 5 mois après l'opération ; celui de Parker, qui perdit son jeune patient d'accidents pulmonaires, 1 mois et demi après l'intervention ; enfin celui de Wood, dont l'opéré succomba à un érysipèle de la face. Je ne pense pas que l'opération ait été pour quelque chose dans l'issue fatale de ces cas et je crois légitime d'abaisser de 15 à 12 le chiffre des morts, que je viens d'enregistrer.

Bien plus, qu'on lise avec soin ces 12 observations malheureuses, et l'on se convaincra sans peine que dans les 4 faits de Simon, de Thiersch, de Bennet et de Shoenborn, la mort doit être attribuée bien plutôt à l'inopportunité de l'opération chez des malades déjà atteints de pyélonéphrite, qu'à l'acte chirurgical lui-même. De telle sorte que, tout compte fait, je ne relève en définitive que 8 malades, dont le décès a été dûment provoqué par l'intervention opératoire. La cause de la mort a été dans ces 8 cas 4 fois la péritonite (opérés de Lloyd, Athol Johnson, Thiersch, 2 opérés), 2 fois l'érysipèle (opérés de Richard et de Thiersch), 1 fois le collapsus post-opératoire ou schock (opéré de Thomas Smith), 1 fois des accidents anesthésiques (opéré de John Ashhurst).

Toutes les méthodes opératoires ne se partagent pas également la responsabilité de ces 8 faits malheureux, et je dois, de suite après avoir signalé la mortalité générale des opérations dirigées contre l'exstrophie, imputer à chacune ses méfaits.

Sur les 10 opérations pratiquées par la méthode de dérivation du cours des urines, je trouve 3 morts dans les 6 cas où les uretères ont été abouchés dans l'intestin et la vessie conservée, et aucune dans les 4 faits de Sonnenburg et de

Niehans, où l'organe a été extirpé et les uretères abouchés à l'extérieur.

Sur les 4 opérés de Trendelenburg traités par le rapprochement des pubis, je ne relève aucune mort.

Enfin, sur les 79 opérations où la méthode autoplastique a été employée, je compte 5 décès.

De ces chiffres il résulte qu'on peut classer ainsi par ordre de gravité décroissante les 3 grandes méthodes thérapeutiques de l'exstrophie vésicale.

Méthode de dérivation du cours de l'urine, mortalité 3 sur 10, ou 30 p. 100. Méthode autoplastique, mortalité 5 sur 79, ou 6,33 p. 100. Méthode du rapprochement des pubis, mortalité 0 sur 6, ou 0 p. 100.

Le premier élément de détermination opératoire est sans aucun doute fondé d'abord sur la gravité de l'acte projeté ; la question d'utilité de bénéfice que le malade retirera de l'opération vient ensuite et a, il faut bien le reconnaître, en chirurgie anaplastique, une valeur presque égale. Voilà pourquoi au lieu de nous en tenir simplement pour le choix de l'opération aux résultats, qui découlent des relevés mortuaires, il convient que nous cherchions à établir cette sélection sur les résultats éloignés qu'ont fournis les opérations pratiquées jusqu'ici.

Avant d'aborder ce point particulièrement délicat du sujet, je crois qu'il n'est pas sans intérêt de rappeler les indications thérapeutiques fondamentales de l'exstrophie de la vessie. Ces indications peuvent être ramenées à trois : protection de la surface muqueuse ; collection des urines ; restauration des organes externes de la génération au point de vue de la forme sinon de la fonction.

I. — *Résultats éloignés fournis par les opérations relevant de la méthode de dérivation du cours des urines.* — 1° On a pu voir, plus haut, la gravité bien différente que présente cette méthode opératoire suivant que les uretères sont ou ne sont pas abouchés dans l'intestin, suivant que la vessie est ou n'est pas conservée. Je ne reviendrai pas sur les causes, qui entraînent cette différence de pronostic, je les ai suffisamment exposées au chapitre du manuel opératoire. Je dois seulement chercher ici les avantages et les inconvénients ultérieurs des deux procédés de dérivation du cours des urines.

C'est par une fausse interprétation des données de la physiologie comparée et par une insuffisante observation des faits pathologiques que Simon (de Saint-Thomas hospital) fut conduit à l'idée de détourner vers le rectum, pour les y recueillir, les urines s'écoulant incessamment à la surface exstrophiée de la vessie. En effet le chirurgien anglais, sans réfléchir à l'origine embryonnaire du cloaque des reptiles et des oiseaux, bien différente de celle du rectum, et sans se rendre compte du caractère très particulier des urines chez ces animaux, voulut assimiler la partie inférieure de l'intestin à cet organe et le faire servir de réservoir au liquide urinaire. Son expérience clinique, à défaut de tout raisonnement physiologique, aurait dû cependant le mettre en garde contre cette erreur.

S'il est vrai que certains malades, porteurs de fistules vésico-rectales accidentelles ou chirurgicales (par exemple à la suite de la taille de Sanson), survivent exceptionnellement à leur infirmité, le plus grand nombre finit par succomber épuisé par la diarrhée colliquative que provoque le contact incessant de l'urine coulant sur la muqueuse rectale.

Le pronostic des fistules vésico-côliques n'est pas moins grave, et l'abouchement des uretères dans les côlons ne nous semble pas plus autorisé que leur greffe sur le rectum ou l'établissement d'une fistule vésico-rectale. Les observations de Simon, Holmes, Lloyd, Athol Johnson, ne peuvent d'ailleurs nous fournir aucun renseignement sur les conséquences de cette ouverture chirurgicale des uretères dans l'intestin, car ou les deux malades succombèrent très rapidement avant que l'urine ait pris son cours par le nouveau trajet, ou ces trajets fonctionnèrent mal et s'oblitérèrent de façon à ne permettre au liquide urinaire qu'un accès intermittent et insignifiant dans la cavité de l'intestin. Le fait de Thomas Smith, qui greffa successivement et à plus d'un an de distance les uretères dans les côlons descendant et ascendant, n'est pas plus instructif. L'autopsie révéla en effet que non seulement le rein, dont le cours de l'urine avait été détourné dans le côlon par une première opération, n'existait plus en tant qu'organe sécréteur, mais encore que son uretère était oblitéré, de telle sorte qu'il est probable que depuis longtemps le liquide urinaire n'était plus déversé dans la cavité intestinale. Quant au résultat de la deuxième opération faite chez ce malade, la rapidité de la mort ne permit pas de juger la question en litige.

A supposer même que la dérivation de l'urine dans l'intestin ne provoquât aucun phénomène irritatif, il reste encore à se demander si cet organe est susceptible de se prêter au rôle de réservoir de l'urine. N'est-il pas à craindre que le sphincter anal, dont l'enveloppe muqueuse sera sans cesse baignée par le liquide urinaire, ne résiste pas à cette incitation réflexe et que la fréquence de la *miction rectale* bientôt remplacée par une véritable incontinence ne devienne une nouvelle source de grave infirmité ?

Tels sont, avec les chances opératoires, les aléas de la méthode de dérivation de l'urine dans l'intestin.

Que si l'on parvenait à triompher de toutes ces difficultés la cure de l'exstrophie ne serait pas encore complète. Il resterait en effet, exposée à tous les contacts des vêtements, à tous les heurts extérieurs, la surface rouge, parfois saignante et très douloureuse de la vessie mal conformée. Je sais bien que certains auteurs, et parmi eux Holmes, Valdivieso, se flattent de cet espoir que la muqueuse une fois soustraite au contact de l'urine se recouvrira d'épiderme et revêtira l'aspect, sinon la structure de l'enveloppe cutanée. C'est là, comme le fait justement remarquer le professeur Verneuil, une vieille proposition répétée dans tous les livres sur la foi de Bichat, que la peau, mise au lieu et place d'une muqueuse, finit par en prendre les caractères et *vice versa* : rien cependant n'est plus faux. Le vice de conformation dont nous étudions le traitement le prouve bien, et dans une leçon clinique de Earle, publiée en 1833, l'éminent chirurgien anglais s'est précisément servi d'un fait d'absence congénitale de la paroi antérieure de l'abdomen et de la vessie pour démontrer que les muqueuses ont quelque chose de spécial, qui les distingue des téguments communs et que ni leur exposition à l'air ni les divers topiques appliqués à leur surface ne peuvent en amener la cutanisation.

Ainsi donc on voit que, outre ses dangers opératoires et toute l'incertitude de ses résultats, la méthode de dérivation de l'urine dans l'intestin a encore cet inconvénient sérieux de ne remplir qu'une partie des indications réclamées par le traitement de l'exstrophie vésicale. Tout plaide en définitive contre elle, et cela explique le peu de crédit dont elle a joui près des chirurgiens.

2° Les faits d'extirpation de la vessie exstrophiée et d'abouchement des uretères, soit dans la gouttière du pénis, soit à la paroi abdominale, sont trop peu nombreux pour qu'on puisse juger la méthode de Sonnenburg sans appel. Un premier avantage qu'on ne saurait toutefois lui contester, c'est son peu de gravité, car aucun des opérés n'a succombé, Mais il ne suffit pas en chirurgie réparatrice, comme je l'ai rappelé précédemment, qu'une méthode soit innocente pour être bonne, il faut encore qu'elle satisfasse aux indications réclamées par la difformité.

La méthode de Sonnenburg les remplit-elle ? Pour ce qui est des nombreux inconvénients résultant de l'exposition à l'extérieur de la vessie exstrophiée, la réponse à cette question n'est pas douteuse: puisque l'organe est supprimé, les accidents résultant de sa présence ne sauraient subsister. Il n'en est plus de même si l'on envisage les conditions dans lesquelles se trouvent, au point de vue de l'excrétion urinaire, les opérés chez lesquels les uretères ont été abouchés dans la gouttière pénienne ou à la surface même de l'abdomen. En effet, quelque ingénieux que soit l'appareil imaginé tout dernièrement par Zésas pour recueillir les urines de ces malades, ils ne se trouveront, somme toute, guère mieux ni dans de meilleures conditions qu'avant l'opération ; de plus, comme le fait remarquer Bardeleben, dans la discussion qui suivit la communication de Sonnenburg, cette méthode a le grave inconvénient d'ôter aux malades la possibilité de profiter des améliorations, dont pourront s'enrichir les procédés anaplastiques. Que l'on extirpe la vessie dégénérée, cela se comprend ; en dehors des accidents hémorrhagiques et douloureux, il y a là une menace constante d'infection pour l'économie, qui autorise cette intervention radicale, même au prix de l'établissement d'une grave infirmité. Mais lorsqu'il s'agit d'un vice de conformation, qui ne menace nullement l'existence, je ne crois pas qu'un chirurgien doive se permettre d'entreprendre une si grave opération, dont le seul résultat sera, avec la suppression de la vessie, de substituer à l'ouverture anormale des uretères, des fistules utéro-péniennes ou cutanées. Je ne vois donc pas les avantages de l'opération de Sonnenburg. Comme le fait remarquer Thiersch, elle ne constitue pas un progrès ; les malades, s'ils ont guéri, sont, suivant l'expression de Richelot, aussi infirmes qu'avant, ou se trouvent, comme le dit Berger, « dans un état bien voisin de l'état antérieur au point de vue de la fonction ».

Malgré le bruit qu'a fait de l'autre côté du Rhin l'opération de Sonnenburg, elle ne semble pas avoir rallié l'opinion des chirurgiens du pays où elle a pris naissance et je ne pense pas qu'elle soit mieux accueillie dans les autres pays.

Ainsi donc, et pour résumer l'opinion que je me suis faite sur la valeur des procédés de la méthode de dérivation des urines, je dirai : 1° que les résultats éloignés aussi bien que les dangers immédiats condamnent les opérations de la première classe (dérivation des urines dans l'intestin) ; 2° qu'aucune amélioration notable n'est apportée à l'état déplorable des malades par les opérations de la seconde classe (extirpation de la vessie avec abouchement des uretères dans la gouttière pénienne ou à la paroi abdominale).

II. — *Résultats éloignés fournis par la méthode de suture directe des deux marges de la vessie.* — Au début du chapitre où se trouvent exposés les procédés de cette méthode, j'ai fait remarquer que si l'idée était simple et ingénieuse, elle était difficilement réalisable et je l'ai ensuite suffisamment prouvé. Bien qu'aucun des quatre opérés de Trendelenburg n'ait succombé, il n'en reste pas moins acquis que l'opération préalable, qu'il propose, est pleine de danger, et les résultats éloignés sont loin de compenser par leur excellence les périls affrontés.

Par la suture directe des bords de la vessie et de l'urèthre, Trendelenburg se flattait non seulement de reconstituer la forme anatomique du réservoir, mais encore de lui restituer ses fonctions et partant de faire ainsi cesser l'incontinence d'urine. Une autopsie dans laquelle Thierfelder trouva chez un exstrophié une prostate divisée en avant, mais bien développée et abondamment pourvue de fibres musculaires lisses, était l'unique fait sur lequel il fondait son espoir. Les quatre cas publiés jusqu'à ce jour par le chirurgien de Bonn ne semblent pas avoir répondu à cette attente. En effet dans une communication faite cette année même au congrès des chirurgiens allemands, l'opérateur dit bien qu'il a obtenu une guérison radicale sur un jeune garçon de 4 ans et demi ; mais, faute de détails, il est permis de se demander si cette guérison s'entend de la fermeture anatomique de la vessie, ou de sa reconstitution physiologique en tant que réservoir. Quant aux trois autres faits le doute est impossible, et « les résultats ne sont pas très brillants ». Dans le cas le plus heureux, qui a pour sujet une petite fille de 5 ans, la vessie, quoique fermée par une série d'opérations et de points de suture, était incapable de retenir les urines. Chez un troisième malade, il fut impossible, après la symphysotomie sacro-iliaque de former une excavation à parois propres, et l'on dut avoir recours, après fixation des bords de la fente vésicale aux lèvres d'une gouttière creusée à la face supérieure du pénis, à la méthode autoplastique pour couvrir à l'aide d'un lambeau transplanté la solution de continuité. Enfin, dans un quatrième cas l'auteur, n'ayant pas osé recourir à son traitement radical, maintint l'enfant pendant six mois dans un appareil à contention et n'obtint ainsi qu'un rétrécissement de la fente congénitale.

Si l'on songe aux dangers de la symphysotomie sacro-iliaque, aux difficultés qu'elle présente, on avouera que c'est acheter bien cher un si piètre résultat. Je ne sais ce que l'avenir réserve à la méthode de Trendelenburg et ne veux pas la condamner, mais j'avoue que j'hésite à me ranger à l'opinion du professeur Albert Heydenreich, qui écrit que la voie dans laquelle s'est engagé le chirurgien de Bonn lui paraît être la bonne. Tout au plus accorderai-je qu'on pourrait peut-être avoir recours au rapprochement lent et graduel des os du bassin chez de jeunes enfants, lorsque l'écartement interpubien serait peu considérable, et la surface vésicale suffisamment développée pour faire réservoir.

On ne peut rien savoir du résultat fonctionnel fourni par les opérations appartenant à la première classe de procédés de la méthode de suture directe des deux marges de la vessie, sans rapprochement des pubis, puisque les seuls malades opérés par Rigaud et Hall C. Wyman n'ont pu être suivis. Je mets fort en doute, et pour des raisons que j'exposerai plus tard, que ces opérations soient jamais susceptibles de restituer au réservoir son sphincter; mais ce que je ne saurais leur contester, c'est la possibilité de restaurer aisément et à peu de frais l'organe vicieusement conformé. Si donc le chirurgien a la bonne fortune de se trouver en présence de cas simples, comme ceux de Rigaud et de

Wyman, que j'ai précédemment rappelés, comme celui observé par Gosselin (1), et contre lequel aucun traitement n'a été dirigé, je crois que son devoir sera de préférer à tous autres procédés l'anaplastie par synthèse des parties congénitalement désunies.

III. — *Résultats éloignés fournis par la méthode autoplastique.* — On a vu combien peu meurtrière était la méthode autoplastique et quels avantages elle avait, à cet égard, sur la méthode de dérivation des urines ; mais c'est surtout par l'excellence de ses résultats orthomorphiques et fonctionnels que sa supériorité sur ses deux rivales s'affirme. Cela ressortira clairement de l'analyse des 79 observations que j'ai réunies.

Les procédés mis en œuvre par la méthode, dont j'apprécie en ce moment les résultats, étant très nombreux, il convient d'abord d'établir en quelle proportion les uns et les autres ont été employés.

Les procédés à simple plan de lambeau, lambeau unique, ont été employés	4 fois.
Les procédés à simple plan de lambeau, lambeaux multiples	21 fois.
Les procédés à double plan de lambeaux	34 fois.
Procédés s'adressant à la fois à l'exstrophie et à l'épispadias.	6 fois.
Procédés inconnus	14 fois.

PROCÉDÉS s'adressant exclusivement à l'exstrophie.

N'ayant pu, malgré toutes mes recherches, me procurer les détails de ces 14 derniers faits, je ne puis évidemment les faire servir à l'étude des questions que je poursuis, mais il m'en reste 65 dont j'ai pris connaissance pour la plupart dans les originaux mêmes. Ce sont là des documents précieux.

La mortalité, qui pèse sur les procédés de la méthode autoplastique, est si faible qu'il est presque inutile d'insis-

(1) *Gazette des hôpitaux*, 1851, nº 37, p. 145.

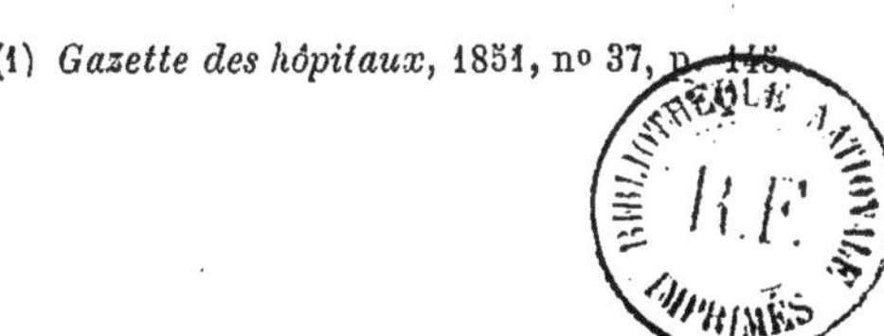

ter sur la part des décès, qui revient à chacun d'eux. Cependant comme on pourrait accuser *a priori* les procédés à double plan de lambeaux et ceux qui visent à la fois le traitement de l'épispadias et de l'exstrophie d'exposer, en raison de la complexité des actes chirurgicaux, à une plus grande mortalité, que les procédés beaucoup plus simples à un seul plan de lambeau, je tiens à rappeler les résultats suivants.

Des 5 morts imputables à la méthode autoplastique 3 avaient été opérés par les procédés à simple plan de lambeau et 2 par les procédés à double plan. Si l'on veut bien réfléchir combien plus nombreuses sont les opérations par ces derniers procédés, on ne pourra s'empêcher de reconnaître que la multiplicité et la superposition des lambeaux, loin d'augmenter les chances de décès des patients, ne paraissent au contraire que les diminuer. Les opérations, qui s'adressent à la fois à l'exstrophie et à l'épispadias, présentent une innocuité toute particulière, puisque des 6 malades chez lesquels on les a employés aucun n'a succombé.

Ainsi donc, posons comme conclusion de ces relevés que la crainte de voir succomber les opérés aux manœuvres longues et délicates des procédés, récemment préconisés dans le traitement de l'exstrophie, ne devra jamais embarrasser le chirurgien. Exempt dès lors de tout souci de ce côté, il choisira, sans arrière-pensée, l'opération qui, un cas étant donné, sera le plus propre à restituer la forme et la fonction.

Bien qu'il soit difficile d'interpréter à sa juste valeur le résultat d'une opération autoplastique chez des malades, qu'on n'a pas vu, et dont les observations ne contiennent souvent d'autre mention de leur issue que ce terme flatteur : succès, je me crois cependant autorisé à établir ainsi le bilan des faits que j'ai réunis.

Devant naturellement retrancher dans cette appréciation des résultats éloignés les 7 morts opératoires ou postopératoires, le tableau ci-dessous ne contient que l'état des malades, qui ont été suivis. Ils sont au nombre de 57 :

21 de ces malades opérés par les procédés à simple plan de lambeau ont donné.	1 insuccès. / 2 demi-succès. / 18 succès.
30 de ces malades opérés par les procédés à double plan de lambeau ont donné	6 insuccès. / 2 demi-succès. / 22 succès.
6 de ces malades opérés par les procédés qui s'adressent à la fois à l'exstrophie et à l'épispadias ont donné.	6 succès.

On voit ainsi que la chance de succès définitif croît avec la complexité de l'opération et qu'à ce point de vue la dernière classe des procédés autoplastiques, celle inaugurée par le professeur L. Le Fort, l'emporte sur les deux autres, puisqu'elle n'enregistre que des succès.

Ne voulant pas m'en tenir dans cette appréciation des résultats fournis par les diverses classes des procédés autoplastiques à mon impression personnelle, je désire montrer par quelques exemples ce que j'entends par succès, demi-succès ou insuccès après l'opération de l'exstrophie. Ainsi le lecteur pourra contrôler mon jugement et le rectifier s'il y a lieu ; de plus, il jugera les causes ordinaires des échecs et se fera une opinion précise sur la valeur de chaque opération.

J. Roux ayant relevé devant la vessie, pour en reconstituer la paroi, un vaste lambeau scrotal qu'il sutura à un petit lambeau sus-vésical, vit la gangrène s'en emparer au quatrième jour et ses cinq sixièmes disparaître, au point qu'il ne restait plus qu'un petit pont, obliquement étendu de l'angle inférieur gauche de l'hiatus à son bord supérieur. Voilà évidemment un insuccès au premier chef, puisque le but de l'opération, à savoir la réfection de la paroi antérieure, ne fut pas atteint. Cependant le patient retira quelque bénéfice de l'intervention, car le prépuce ramené au-dessus de la verge et suturé au reste du lambeau scrotal permit de constituer une sorte d'entonnoir conduisant les urines dans un appareil simple et commode. C'est en effet un des précieux avantages de la méthode autoplastique en général que de laisser toujours après son naufrage quelques épaves, dont un chirurgien habile saura dans toutes les circonstances tirer profit.

Dans les deux opérations malheureuses de Holmes, l'insuccès doit être attribué à la minceur des lambeaux transplantés chez le premier malade de vingt et un jours, qui était porteur d'une double hernie inguinale, et au phagédénisme, qui s'empara des lambeaux chez le second malade, jeune enfant faible et débile. La difformité resta pleine et entière après l'échec.

Ce n'est pas ordinairement par désunion des lambeaux affrontés, ni par leur sphacèle que sont causés les insuccès de la plupart des procédés à double plan de lambeaux. Ils tiennent à un mécanisme tout spécial et sur lequel je ne saurais trop attirer l'attention des opérateurs. Sollicités par l'invincible rétraction cicatricielle de leurs larges surfaces d'emprunt et par celle qui leur est propre, les lambeaux, qui recouvrent d'abord exactement l'hiatus vésical, finissent plus ou moins vite par se retirer et laisser à découvert la surface exstrophiée. La pression abdominale, qui tend à refouler sans cesse à l'extérieur la paroi postérieure de la vessie, aide d'ailleurs singulièrement à sa mise à nu, à sa hernie, à son prolapsus. Ce fâcheux accident est signalé un grand nombre de fois à la suite des opérations de Wood, et si le relevé précédent ne comporte pas un plus grand nombre d'insuccès, c'est qu'il a été le plus souvent possible de parfaire le résultat par des opérations complémentaires plusieurs fois répétées.

Ce sont tous ces cas, où la nouvelle paroi antérieure de la vessie a été détruite, soit par sphacèle, soit par rétraction ultérieure de tissus, que je caractérise d'insuccès. Aucune des trois indications thérapeutiques de l'exstrophie n'est en effet remplie.

Il subsiste un opercule recouvrant une plus ou moins grande partie de l'hiatus vésical dans les faits, que je taxe de demi-succès. Bien qu'en pareil cas les urines s'écoulent en nappe sur les parties voisines, comme avant toute intervention, l'avantage est grand pour les malades, qui sont débarrassés des douleurs, des saignements de la muqueuse et peuvent porter des vêtements de leur sexe et se livrer à leurs occupations journalières. L'observation de Pancoast est un exemple de ces demi-succès. Avant l'intervention, la paroi postérieure de la vessie formait une tumeur large de 4 pouces, qui incommodait tellement le malade, qu'il ne pouvait effectuer le moindre travail. Quelque temps après l'opération il restait seulement au-dessus du pénis une ouverture longue d'un pouce et large d'un quart de pouce, à travers laquelle la vessie faisait une légère saillie pendant les efforts.

Il s'en faut de beaucoup que les malades dits opérés avec succès aient recouvré avec la paroi antérieure de leur vessie la fonction de cet organe comme réservoir et l'aptitude à la génération, du moins en ce qui concerne le sexe masculin. Les meilleurs résultats opératoires ne font qu'approcher plus ou moins près de cet idéal. Mais si l'on songe à la situation lamentable des malheureux exstrophiés, on ne peut s'empêcher de regarder comme un véritable triomphe de la chirurgie réparatrice les cas mêmes où, à défaut d'un pouvoir de rétention de quelques heures, on a obtenu la protection de la muqueuse vésicale et la direction vers un point déclive de toutes les urines. « L'opération de l'exstrophie, écrit le professeur Le Fort, ne saurait mettre le malade à l'abri de l'incontinence d'urine, puisqu'on ne peut créer un sphincter musculaire; il semble donc que l'opération est peu utile; mais on change d'opinion quand on a vu un malade avant et après l'opération. » Voici d'ailleurs quelques-uns des excellents résultats fournis par les divers procédés autoplastiques. Afin de bien faire saisir les services rendus aux malades par l'opération, je mets en regard l'état de ces individus avant et après l'intervention.

NUMÉROS répondant aux numéros des pièces justificatives du tableau III.	ÉTAT DES MALADES avant l'intervention.	PROCÉDÉS opératoires employés.	ÉTAT DES MALADES après l'intervention.
2 et 3 Opérateur J. Maury (de Philadelphie).	L'exstrophie était compliquée d'une double hernie scrotale. L'urine, coulant sans cesse sur les parties voisines, avait déterminé des excoriations très douloureuses. La vessie et la verge étaient incrustées de sels calcaires. L'accumulation de gaz dans les intestins et leurs mouvements donnaient lieu à des douleurs très vives. Pour se procurer un peu de sommeil, ces enfants étaient obligés de se coucher, l'un les mains et les genoux rapprochés, l'autre les cuisses fléchies sur l'abdomen.	Lambeau scrotal de J. Roux, relevé devant la vessie.	Les enfants reprirent leur sommeil et leur appétit; leur santé générale se rétablit promptement. Ils pouvaient dans la position horizontale retenir quelque temps leurs urines et supportaient sans peine dans la station verticale un appareil collecteur de ce liquide. Enfin, notons qu'au fur et à mesure de la cicatrisation des lambeaux, les hernies se réduisirent.
4 Opérateur Hirschberg.	L'exstrophie complète était compliquée d'une hernie inguinale double.	*Première opération.* — Lambeau abdominal latéral transporté sur la vessie. *Deuxième opération.* — Essai de reconstitution du sphincter. *Troisième opération.* — Utilisation du prépuce.	L'urine est gardée pendant le sommeil et le décubitus, mais s'écoule dans la station.
28 Opérateur Alquié (de Montpellier).	La vessie exstrophiée formait une tumeur fongueuse, rouge, du volume d'une tomate ordinaire, saillante de plusieurs centimètres au-dessus des téguments voisins.	Deux lambeaux latéraux se recouvrant l'un l'autre.	Au lieu d'une ouverture capable de laisser pénétrer presque le poing du sujet, il ne subsiste plus qu'une petite fente d'un centimètre de diamètre au fond de laquelle est à peine visible la muqueuse vésicale. Le malade peut croiser les jambes et les cuisses sans souffrir, ce qu'il ne pouvait faire avant sans grandes douleurs. La difformité est facilement

NUMÉROS répondant aux numéros des pièces justificatives du tableau III.	ÉTAT DES MALADES avant l'intervention.	PROCÉDÉS opératoires employés.	ÉTAT DES MALADES après l'intervention.
			masquée et contenue par la petite pelote d'un brayer, et un urinoir peut être aisément appliqué.
29 Opérateur Ayres (de Brooklyn).	La vessie formait une tumeur ovale d'un rouge vif très sensible, longue de deux pouces et large d'un pouce et demi. Les grandes lèvres, fortement écartées, allaient mourir des deux côtés sur les cuisses, les petites lèvres formaient deux saillies sur les côtés de la vulve, le clitoris et l'urèthre manquaient. La malade avait accouché quatre mois auparavant et avait depuis une chute de la matrice incoercible, ce qui venait s'ajouter aux incommodités causées par l'exstrophie.	Vaste lambeau sus-vésical rabattu sur la vessie, et redoublé sur lui-même près de sa pointe, reconstitue la paroi antérieure absente. Dans un second temps la pointe du lambeau dédoublé sert à refaire une commissure à la vulve et au canal uréthral.	La malade fut revue un an après l'opération. Les cicatrices étaient solides et la vessie entièrement recouverte; grâce au rétrécissement cicatriciel de la vulve, la chute de la matrice avait disparu et il ne restait plus qu'un prolapsus de la paroi antérieure du vagin, facilement maintenue à l'aide d'un pessaire.
38 Opérateur Michel (de Strasbourg).	L'exstrophie formait une tumeur hémisphérique de 5 centimètres de diamètre, rouge, humide, saignant au moindre contact. La surface muqueuse se recouvre assez souvent d'un dépôt blanchâtre, pulvérulent. L'enfant exhale une odeur urineuse fort désagréable	Grand lambeau abdominal rabattu sur la vessie et recouvert par deux lambeaux inguinaux.	Revu six mois après, l'enfant ne présentait plus qu'un petit orifice d'un centimètre de diamètre situé au-dessus de la gouttière pénienne. Au fond de cette gouttière, à une profondeur de 1 à 2 centimètres, on voyait la muqueuse vésicale rouge; l'urine s'écoulait par cette gouttière. L'enfant étant couché peut, au dire de ses parents, conserver ses urines pendant deux heures sans tacher ses linges, et lorsqu'il se lève, l'urine sort en flot par l'ouverture abdominale inférieure. Les parents, très contents, disent qu'ils soignent leur enfant aussi facilement qu'un autre enfant de son âge.

NUMÉROS répondant aux numéros des pièces justificatives du tableau III.	ÉTAT DES MALADES avant l'intervention.	PROCÉDÉS opératoires employés.	ÉTAT DES MALADES après l'intervention.
50 Opérateur John Ashhurst.	La malade était dans un fort triste état; outre l'exstrophie elle était atteinte d'une chute complète du rectum ne mesurant pas moins de 14 centimètres. Elle était extrêmement irritable et nerveuse. La partie postérieure de la vessie faisait une saillie mesurant près de 8 centimètres dans tous ses diamètres. La commissure antérieure de la vulve manquait et la vessie apparaissait entre les nymphes, qui se continuaient elle-mêmes avec le clitoris divisé. La muqueuse vésicale était épaissie, vivement congestionnée, saignant au plus léger attouchement; la partie interne des cuisses, le périnée et le siège étaient rouges et excoriés par suite du contact incessant des urines.	Opération de Wood.	Les souffrances de la malade sont vivement soulagées : le prolapsus du rectum sembla même pendant quelque temps avoir disparu, mais il réapparut dans la suite et dut être maintenu avec un support anal. La malade peut retenir ses urines pendant deux heures dans la position horizontale, mais l'incontinence est complète dans la station debout, et la malade est obligée de porter un appareil, qui du reste s'applique très bien.
52 Même opérateur.	L'exstrophie se compliqua d'un prolapsus de l'utérus vers l'âge de 17 ans et à partir de ce moment la situation de la malade devint intolérable.	Dans une première opération on tente la cure du prolapsus, mais l'opération échoue à cause du contact de l'urine. Dans un second temps on fait l'opération de Wood.	La vessie exstrophiée est bien protégée par une paroi naturelle. L'urine est reçue dans un collecteur et l'utérus est soutenu au moyen d'un pessaire. La malade se trouve en très bon état et peut faire quelques mois plus tard un voyage de cent milles sans aucun inconvénient.
60 Opérateur Le Fort.	La vessie exstrophiée formait une tumeur du volume d'une petite pomme étranglée à sa base; la muqueuse était d'un rouge vif. Le malade réclamait l'opération afin que sa vessie fût protégée contre le contact des vêtements.	Relèvement du prépuce par-dessus la verge et suture de ce prépuce au tablier abdominal rabattu sur la vessie; le reste comme dans l'opération de Wood.	L'opéré peut porter sans aucune gêne un appareil recueillant les urines; il s'habille comme tout le monde et peut travailler, choses qui auparavant lui étaient impossibles.

NUMÉROS répondant aux numéros des pièces justificatives du tableau III.	ÉTAT DES MALADES avant l'intervention.	PROCÉDÉS opératoires employés.	ÉTAT DES MALADES après l'intervention.
61 Opérateur Greig Smith.	La tumeur faisait une saillie considérable dans la station debout; la muqueuse était rouge, irritée, saignant facilement au moindre contact et sécrétant une grande quantité de muco-pus.	Opérations de Wood et de Le Fort combinées.	L'hiatus vésical est complètement oblitéré et l'épispadias est presque restauré. L'orifice, placé au-dessus du pénis, permet l'introduction d'une sonde n° 5. Le malade ne peut pas retenir complètement ses urines, mais il les garde un quart d'heure environ lorsqu'il est à l'état de repos; le moindre effort de toux, la plus petite contraction des muscles de l'abdomen provoquent leur évacuation.
62 Même opérateur.	La tumeur était de grosseur d'un œuf d'oie et faisait saillie de façon à cacher entièrement le pénis rudimentaire: sa surface était recouverte de granulations plutôt que d'une membrane muqueuse; elle sécrétait du muco-pus en abondance et le moindre attouchement déterminait des douleurs et des saignements. L'enfant était rarement sans souffrances; mais pendant la nuit les douleurs étaient si fortes qu'elles l'empêchaient de dormir et le faisaient crier. Des excoriations nombreuses existaient tout autour de la tumeur et la peau dans certains endroits était très épaisse. L'enfant marchait courbé avec un jupon attaché à la taille, de façon à éviter le contact avec la tumeur.	Opérations de Wood et de Le Fort combinées.	La paroi antérieure de la vessie fut reconstituée et l'épispadias guéri. L'urine peut être retenue pendant une demi-heure.
64 Même opérateur.	La tumeur avait le volume d'un œuf de pigeon, elle était rouge, irritée, couverte de papilles vasculaires à sa partie inférieure, d'une sensibilité exquise au	Opération de Wood et restauration de la commissure supérieure de la vulve et de l'épispadias.	Le résultat de l'opération a été la fermeture complète de la vessie exstrophiée et la constitution d'un urèthre artificiel d'au moins un pouce de long. La cavité est

NUMÉROS répondant aux numéros des pièces justificatives du tableau III.	ÉTAT DES MALADES avant l'intervention.	PROCÉDÉS opératoires employés.	ÉTAT DES MALADES après l'intervention.
	toucher et sécrétant une abondante quantité d'un mucus purulent visqueux. Le rectum sortait en prolapsus, chaque fois que la malade allait à la garde-robe, dans une longueur de 1 à 4 pouces.		trop petite pour permettre la rétention des urines pendant un assez long temps ; au fur et à mesure que la malade avancera en âge et que les parties prendront du développement, il est possible qu'il se développe un certain pouvoir de rétention des urines. Il n'est cependant pas probable que la patiente puisse jamais se dispenser de porter l'urinal en caoutchouc qu'elle porte maintenant.

La lecture des faits qui précèdent, choisis, on le remarquera, non parmi ceux qui ont donné les meilleurs résultats, mais parmi ceux dont les observations sont suffisamment explicites dans leurs détails, ne peut laisser aucun doute sur l'utilité et les bénéfices de l'opération de l'exstrophie par la méthode autoplastique.

Les figures 24 et 25, qui représentent l'état des organes du jeune opéré de G. Richelot, avant et après l'intervention, donnent une assez bonne idée du résultat orthomorphique. On y voit qu'au point de vue de la reconstitution de la paroi vésicale le résultat approche de la perfection, n'étaient quelques inconvénients sur lesquels je reviendrai.

Il est loin d'en être de même relativement au fonctionnement de la nouvelle vessie comme réservoir. Deux conditions fâcheuses s'opposent en effet à la réalisation de cette seconde indication thraépeutique de l'exstrophie : c'est d'une part la saillie de la face postérieure de la vessie, qui tend à s'appliquer sur la paroi antérieure reconstituée et partant à en effacer la cavité ; c'est, d'autre part, l'absence de sphincter vésical. Sans doute le défaut de sphincter est la principale cause de l'incontinence d'urine chez les exstrophiés, qui ont été opérés ; mais une grande part de cette responsabilité ne revient-elle pas aussi à l'absence d'une cavité toute formée où puisse s'accumuler le produit de sécrétion des reins? Ce

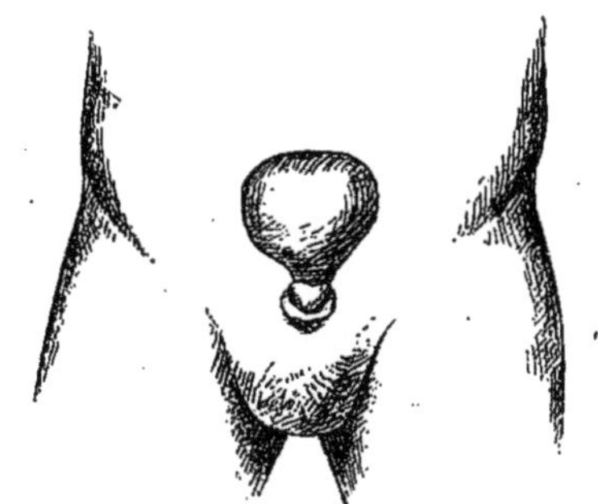

Fig. 24. — État des organes du jeune opéré de G. Richelot
avant l'intervention.

qui prouve bien qu'il en est ainsi, c'est que dans le décubitus dorsal, alors que la hernie vésicale s'est peu à peu réduite et a permis aux deux parois vésicales de s'écarter l'une de l'autre, en un mot de constituer une cavité, les malades

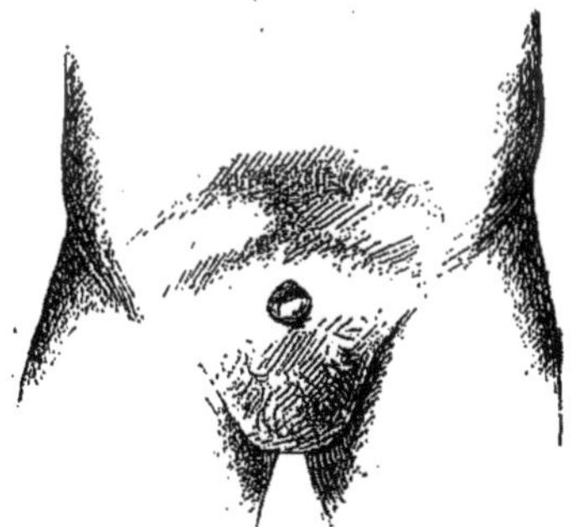

Fig. 25. — État des organes du jeune opéré de G. Richelot
après l'intervention.

sont capables de retenir pendant quelques heures leurs urines. Qu'ils viennent à se lever, et la pression abdominale appliquant les deux parois l'un contre l'autre chasse brusquement et par jet les urines, donnant ainsi l'illusion de la contractilité vésicale. Ce que l'on devrait donc chercher avant même la reconstitution du sphincter de la vessie, c'est la création d'une cavité vésicale non virtuelle mais réelle.

On doit d'ailleurs le reconnaître, quelques efforts ont été faits dans ce sens. C'est ainsi que Gerdy, on se le rappelle, après avoir fermé la vessie non par des lambeaux auto-plastiques mais par la synthèse directe de ses deux bords avivés, conseillait de « développer peu à peu la cavité au moyen d'une vessie artificielle introduite vide dans la vessie naturelle pour dilater peu à peu, après la réunion obtenue, la vessie malade au moyen de la vessie artificielle que l'on insufflerait ».

La tentative de Rigaud (de Strasbourg) pour mettre à exécution la proposition de Gerdy montre bien que c'est là une idée toute théorique et que n'a pas encore sanc-tionnée la pratique. On peut objecter, il est vrai, pour expli-quer l'insuccès de cette opération, qu'il s'agissait d'une réunion directe des bords de l'hiatus vésical (2ᵉ méthode opératoire) et on est en droit de se demander si la méthode autoplastique, dont le but est précisément de créer de toutes pièces et par un supplément d'étoffe une nouvelle paroi à la vessie, ne permettrait pas la réalisation du projet de Gerdy. Je ne le crois pas, car, il convient de le remarquer, la vessie exstrophiée est pour ainsi dire dans les conditions où se trouvent les grosses et vieilles hernies, qui suivant l'expression consacrée ont perdu droit de domicile dans la cavité abdominale, et si on peut momentanément lui faire réintégrer sa place de vive force, elle en sera chassée sitôt que cessera l'effort qui la maintient en place.

C'est sans doute en s'appuyant sur le raisonnement qui pré-cède, que les chirurgiens qui prônent les procédés autopla-stiques comme Wood, Thiersch et autres, recommandent de tailler de larges lambeaux plus que suffisants pour recouvrir la surface de la vessie et assurant une grande ampleur à la nouvelle paroi. Il n'est pas douteux que c'est à leurs dépens seuls, que doit se développer la cavité vésicale sous la pression excentrique de l'urine. Sans nous préoccuper de savoir si la tension de l'urine dans les uretères est suffisante à vaincre la résistance qu'oppose la paroi antérieure de la vessie, nous devons reconnaître que l'absence de sphincter rend pour le moins cet effet impossible.

En vain les chirurgiens ont-ils cherché jusqu'ici la reconstitution de cet anneau contractile, et il n'est pas sans intérêt de remarquer que tandis que l'opération même incomplète de l'épispadias rend au sphincter vésical toute sa contractilité et fait disparaître l'incontinence, l'intervention chirurgicale la plus complète et la mieux réussie n'a jamais été suivie à ce point de vue du moindre effet. N'est-ce pas là, soit dit en passant, la preuve que l'exstrophie est autre chose que le degré extrême de l'épispadias? qu'elle constitue une malformation bien distincte?

Au nombre des tentatives les plus remarquables qui ont été faites pour restaurer le sphincter vésical, je dois rappeler celle de Hirschberg sur son jeune opéré de quinze mois. Ce chirurgien, soupçonnant à certains signes de contraction l'existence d'une sphincter vésical étalé à la racine de la verge, aviva à ce niveau les deux lèvres du canal et les réunit par une suture de façon à constituer un anneau complet. La réunion échoua et ce fait ne peut malheureusement servir à appuyer aucune conclusion.

A défaut de fait clinique démontrant jusqu'ici la possibilité de refaire le sphincter de la vessie exstrophiée, on pourrait peut-être nourrir l'espoir de parvenir à ce résultat, s'il était prouvé anatomiquement qu'il existe des fibres musculaires, un rudiment de sphincter au col exstrophié. Or rien n'est moins certain, et il serait à désirer que ce point fixât l'attention des histologistes. Quant à ces contractions plus au moins fortes qui, comme dans le cas d'Hirschberg, faisaient éprouver au doigt une sensation de striction, lorsque l'enfant s'agitait et criait, il ne me semble pas douteux qu'on doive les attribuer aux efforts, qui tendaient la paroi abdominale et l'appliquaient sur le doigt explorateur. Je pense aussi, avec Wood, qu'il faut rapporter aux contractions toniques et involontaires des fibres de dartos la prétendue contractilité de l'orifice vésical restauré par certaines méthodes autoplastiques. Très faible et soustraite à la volonté, cette contraction est loin d'ailleurs d'assurer le fonctionnement de la vessie comme réservoir dans les quelques cas où elle a été signalée.

Ainsi donc, il faut bien le reconnaître, rien jusqu'ici ne fait entrevoir au chirurgien la possibilité de reconstituer le sphincter de la vessie, et bien plus voilà un fait qui semblerait devoir à jamais lui ravir cet espoir.

OBSERVATION. — Elle appartient à E. Kuster et est relative à un petit garçon âgé de 21 mois, qui présentait un épispadias complètement développé et une division de la symphyse pubienne avec écartement des muscles de l'abdomen et absence d'ombilic. Le pénis était exstrophié et offrait sur sa face supérieure une gouttière interrompue au niveau du col de la vessie. A ce niveau en effet une masse de tissu cicatriciel très mince formait la paroi supérieure du canal. Au-dessus la symphyse était constituée par des fibres ligamenteuses et plus haut la paroi antérieure de la vessie était fermée par une cicatrice. L'enfant était atteint d'incontinence absolue d'urine. La sonde introduite dans l'urèthre rencontrait un obstacle au niveau de la racine du pénis, et sur ce point existait un rétrécissement considérable, qui n'était franchissable que pour les instruments les plus fins. L'existence vésicale est certaine, mais le sphincter est absent ou divisé.

La nature, dans cette très curieuse observation, ne paraît pas avoir été plus habile que le chirurgien, et, tout en restituant la continuité de l'anneau sphinctérien, elle n'est pas parvenue à lui restituer sa contractilité.

Dans le but de suppléer artificiellement au sphincter, les chirurgiens se sont ingéniés à imaginer des appareils divers obturant d'une façon plus ou moins heureuse l'orifice vésical. Je ne ferai que signaler la pelote compressive que Thiersch emploie chez l'homme, et l'appareil assez compliqué dont Billroth s'est servi chez une de ses opérées. Aucun de ces instruments, si parfait soit-il, ne vaut un bon appareil collecteur; ce qui le prouve bien c'est l'empressement que mit la malade de Billroth à changer pour un urinal celui qu'elle portait.

La possibilité de rendre facile l'application et le port d'un appareil collecteur de l'urine, voilà où doit se borner, dans l'état actuel de nos connaissances, la prétention de la méthode autoplastique, et ce serait compromettre les beaux résultats qu'elle a donnés, et qui la placent au premier rang, que de vouloir aller au delà.

Passe encore qu'on cherche à combattre l'incontinence par des appareils plus ou moins compliqués, leur suppression facile en cas d'accidents en préviendra les dangers, mais on ne saurait approuver la façon de faire de Thiersch et de Caselli, qui, après avoir refait la paroi antérieure de la vessie, ont créé une communication entre sa cavité et le rectum pour dériver vers l'intestin le cours de l'urine. J'ai trop longuement discuté précédemment les dangers de cette fistule vésico-rectale pour y revenir.

La question de l'aptitude aux rapports sexuels des individus opérés de l'exstrophie vésicale n'a été, à ce que je sache, examinée par aucun auteur : elle mérite cependant de fixer l'attention. En effet, si pour certains de ces malheureux la malformation de l'appareil génital semble avoir éteint tous les appétits, il en est d'autres par contre chez lesquels, suivant les expressions énergiques de Percy, « leur passion s'irrite par l'impuissance désespérante et la honteuse nullité de leurs organes, et chez eux l'amour est un délire et une vraie fureur » (1). Une nouvelle indication surgit

(1) Voici quelques observations, qui prouvent que tous les individus mâles atteints d'exstrophie vésicale, ne sont pas frappés d'indifférence vis-à-vis le sexe. Montaigne parle d'un pâtre de 30 ans environ, qui n'avait aucune montre de parties génitales, mais trois trous par où il rendait l'eau incessamment. Cet homme était barbu, à désir et recherchait l'attouchement des femmes. (*Edit.* de 1739, t. I, p. 176.)

Lullier, rapportant l'observation d'un jeune exstrophié de 15 ans, écrit cette phrase : « Nous remarquerons ici que le sujet n'est pas exempt d'idées voluptueuses, et que le fragment de pénis est susceptible d'érection. (*Journ. de méd. de Corvisart,* 1806, t. XI, p. 281.)

J.-F. Armand de Quatrefages a observé à l'hôpital de Strasbourg un vacher de 49 ans, atteint d'exstrophie, à propos duquel il écrit : « Bien loin d'être

évidemment chez de tels malades, c'est celle de leur ménager, par une restauration suffisante des organes, le commerce avec les personnes d'un autre sexe, et de leur fournir tout au moins l'illusion de la sexualité. Aucun des opérés d'exstrophie, dont j'ai relevé les observations, n'a fait à ce sujet de confidences, et, partant, il est bien probable qu'aucun d'eux n'avait, à ce point de vue, retiré quelque bénéfice de l'intervention.

Il me paraît, à ce propos, intéressant de rapporter l'observation suivante, publiée par le Dʳ G. V. Ferreira dans la *Gazetta medico de Lisboa* pour 1859.

OBSERVATION. — José, fils du vicomte de Veiros, de Lisbonne, présenta en naissant une exstrophie de vessie et l'absence de paroi posté-

inaccessible aux désirs, il éprouvait des érections douloureuses et était sujet aux pollutions nocturnes ; il était voluptueux et se livrait à la masturbation. » (*De l'extroversion de la vessie*, th. de Strasbourg, 1832.)

Le même auteur cite encore dans son mémoire l'observation d'un sieur S... : « Les désirs vénériens sont très vifs chez lui, et il est sujet à des érections et éjaculations nocturnes. »

Huguier a publié le fait d'un jeune homme de 22 ans, atteint d'exstrophie vésicale et qui, bien que son pénis fût très rudimentaire, pouvait assurément remplir l'acte du coït et se livrait, depuis l'âge de 15 ans, « aux plaisirs de l'amour. Dans ce moment, dit-il, la verge entre en érection et acquiert une longueur de trois pouces environ. Le spasme voluptueux est toujours suivi, au dire du sujet, d'une émission spermatique ; le fluide se répand alors autour de la base de la tumeur ; il n'est pas lancé, il coule en nappe. » (*Gazette des hôpitaux*, 1840.)

Le malade, qui fut victime de la tentative malheureuse de Gerdy voulant exciser les deux mamelons urétéraux et dont l'observation se trouve dans le travail de Jamain, avait de temps en temps des érections. Il disait avoir eu des rapports avec des femmes et s'être masturbé ; il a vu alors le sperme s'écouler par deux orifices situés à la partie inférieure de la verge ; la semence coulait goutte à goutte et se répandait dans le cul-de-sac formé par la paroi antérieure de la vessie. » (*De l'exstrophie ou extroversion de la vessie*, th. de Paris, 1845.)

Le condamné aux galères Méry (Vincent), qu'opéra J. Roux, avait « des idées lascives ; des attouchements sur la verge et le gland provoquaient l'émission du sperme. L'érection n'était jamais qu'incomplète ; Méry n'avait jamais vu de femme ; sa voix était douce, sa barbe fine et peu fournie. » (*Union médicale*, 1853, t. VII.)

Le malade observé à l'hôpital Saint-Éloi de Montpellier, par Vigneau, se complaisait dans la lecture de l'*Amour conjugal*. Ses instincts génésiques étaient très développés ; il se livrait régulièrement à l'onanisme une ou plusieurs fois par jour, et quand il avait de l'argent il fréquentait les femmes avant de s'exciter et de se livrer ensuite aux plaisirs solitaires. (*De l'exstrophie de la vessie*, par A.-B. Vigneau (d'Antagnac), Montpellier 1866.)

rieure du pénis. Plusieurs chirurgiens distingués ayant déclaré unanimement ces lésions irrémédiables, on se borna aux soins de propreté et d'hygiène. A l'âge de 17 ans, ce jeune homme d'un tempérament lymphatique, éprouvant des désirs vénériens qu'il ne pouvait satisfaire, réclama lui-même une opération quelconque pour remédier à ce vice de conformation. MM. Arantes et Barbosa, d'accord avec le médecin ordinaire, l'ayant jugée praticable, le premier y procéda de la manière suivante. Ayant avivé le bord de la muqueuse uréthrale, il disséqua de chaque côté de la verge un lambeau suffisant de peau, qu'il releva au-dessus du canal ouvert de l'urèthre après y avoir placé une grosse sonde de gomme élastique sur laquelle il réunit ensuite ces deux lambeaux par des points de suture. Les surfaces des canaux éjaculateurs furent soigneusement ménagées, de manière à rester libres dans le nouveau canal.

Aucun accident ne vint compromettre le succès de cette opération, la première de ce genre pratiquée en Portugal, et dont le résultat fut une conformation plus régulière du pénis et l'aptitude à la copulation.

Il est fâcheux que cette observation si affirmative sur la puissance de ce noble portugais reste muette sur sa fécondité. Je doute en effet que l'atrophie des organes génitaux externes des exstrophiés et leur malformation impossible à réparer d'une façon complète, quoi qu'on fasse, leur permettent jamais d'espérer la paternité. Ne sait-on pas d'ailleurs que beaucoup de ces malades sont inféconds du fait de l'ectopie testiculaire concomitante et que c'est chez un petit nombre d'entre eux seulement que Wiblin a trouvé des spermatozoïdes?

En somme, la chirurgie ne doit guère regretter pour l'espèce son incapacité à rendre à la verge toutes ses aptitudes; d'autant plus qu'il y aurait sans doute à redouter pour la descendance l'hérédité de la malformation, comme cela s'observe dans l'hypospadias et l'épispadias (1). Mais pour l'in-

(1) A part le malade observé par J.-E. Armand de Quatrefages, dont j'ai donné l'indication bibliographique dans la note précédente, il n'existe, je crois, aucun exemple d'exstrophié mâle ayant pu se livrer au coït et partant procréer. On ne peut donc rien savoir touchant l'hérédité de ce vice de conformation dans la ligne paternelle, il n'en est pas de même pour la ligne maternelle. Un certain nombre de femmes ont pu concevoir et accoucher, malgré la malformation ; telles sont, par exemple, les malades citées par Hunham (*Philosophical Transactions*, vol. XXIII, p. 408, an 1723), par Cl.

dividu et dans les cas précédemment spécifiés, le chirurgien pourrait se plaindre d'être à jamais désarmé, si les beaux succès uréthroplastiques de ces dernières années ne lui faisaient entrevoir le jour où il pourra restituer à son patient, en même temps qu'un réservoir des urines, un simulacre de verge, sinon un pénis parfaitement conformé. N'est-ce pas là ce que se proposait de faire Th. Anger chez son jeune opéré, si la variole ne l'eût brusquement enlevé?

L'exstrophie de la vessie n'est pas moins répugnante chez la femme que chez l'homme, et cependant il s'est trouvé, comme on peut le voir dans la note de la page précédente, de ces malheureuses capables de susciter une passion et de devenir mères. En effet, bon nombre des femmes atteintes de ce vice de conformation sont non seulement aptes au coït mais encore à la fécondation. La chirurgie n'a donc à ce point de vue rien à faire dans le sexe féminin. Elle ne pourrait avoir, comme chez l'homme, d'autre prétention que de rendre moins repoussantes les approches sexuelles, si précisément son intervention n'avait pour résultat de rétrécir les voies génitales et de s'opposer par cela même à la copulation et à l'accouchement. Qu'on lise en effet les opérations de Ayres, John Ashhurst, Robson, Greig Smith, Richelot, pour ne citer que les plus explicites; que l'on consulte les dessins annexés aux observations publiées par ces auteurs, et l'on se convaincra aisément que l'atrésie de la vulve ou du vagin, consécutive à l'intervention, est incompatible

Thiébaut (*Journal de méd., de chir. et de pharm.* 1809, t. XXXIV, p. 178), par Ayres (*New-York medical Gazette*, février 1859), par Burton de Walsal *(Edimbourg med. Journ.*, 1863, t. IX, p. 91, la malade aurait eu deux grossesses); par Litzmann (*Arch. f. Gynœkologie*, 1872, Band IV, Heft, 2, p. 266). Tous ces enfants étaient bien conformés, circonstance qui semble devoir faire écarter la crainte exprimée dans notre texte. L'observation suivante de Vigneau (*loc. cit.*) est le seul cas que j'aie relevé en faveur de l'hérédité de l'exstrophie, et encore il est bien vague. Un parent de la mère de cet individu avait un vice de conformation tel qu'il fut enregistré comme du sexe féminin et passa pour fille jusqu'à 15 ans. A cette époque, « tout à coup, rapporte Vigneau, d'après le dire de son malade, une membrane s'est rompue et a donné passage à une verge bien conformée. La jeune fille a pris alors les vêtements du sexe dont elle venait de donner une manifestation physique. »

avec l'intromission du pénis et surtout avec l'expulsion du produit de la conception. En sorte que je conclurai volontiers que, chez la femme exstrophiée comme chez l'homme, la restauration des parties ne peut avoir au point de vue de l'organe génital qu'un intérêt de pure esthétique. Mais tandis que chez celui-ci l'uréthroplastie sera sans danger pour l'avenir, chez celle-là par contre l'élytroplastie pourra devenir une source d'inconvénients et de périls.

L'opération de l'exstrophie n'en est pas moins formellement indiquée chez la femme, d'autant plus que le rétrécissement vulvaire ou vaginal, qui en est la conséquence, a maintes fois servi à la contention d'un prolapsus de l'utérus concomitant, tels sont par exemple les cas de Ayres, de Ashhurst.

Je viens d'examiner tous les bénéfices que l'on est légitimement en droit d'attendre de l'opération de l'exstrophie de la vessie du côté de la sphère génito-urinaire; je dois rapidement mentionner quelques autres effets heureux, produits indirectement par l'acte chirurgical: je veux parler de la guérison des hydrocèles, des hernies inguinales et du prolapsus du rectum, qui accompagnent fréquemment l'exstrophie.

Je n'ai trouvé dans mes observations qu'un seul exemple d'hydrocèle guérie après l'opération de l'exstrophie. Il a pour sujet l'opéré de Roux. Un peu plus nombreux sont les exemples de guérison de hernies inguinales ou scrotales. Je n'en ai cependant relevé que trois cas bien authentiques. Deux appartiennent à Maury. Les deux jeunes enfants, qu'il opéra par le procédé de Roux, portaient une double hernie scrotale très douloureuse. Après la cicatrisation des lambeaux les hernies se réduisirent; mais, fait évidemment regrettable, les testicules rentrèrent dans l'abdomen. La troisième observation concerne le malade de Pancoast, chez lequel une hernie droite disparut après l'opération de l'exstrophie. Ces faits sont sans doute intéressants à connaître; ils prouvent, en même temps que la possibilité de voir disparaître les hernies après l'opération de l'exstrophie, la rareté de cet heureux événement, car un bien plus grand nombre de malades ont conservé leurs hernies qu'il n'y en a eu de guéris. La cure des hernies, compagnes de la malformation vésicale, ne doit donc pas compter au nombre des effets habituels de l'opération de l'exstrophie, ainsi que quelques auteurs, et parmi eux Valdivieso, l'ont écrit; et plus d'un chirurgien sera probablement dans la nécessité, s'il veut débarrasser son malade de sa tumeur, de faire ce que fit Richelot chez son jeune opéré, c'est-à-dire de pratiquer la cure radicale de la hernie par une opération complémentaire.

On comprend aisément le mécanisme de la guérison des hernies, après l'opération de l'exstrophie par la méthode autoplastique. Il s'explique par la rétraction cicatricielle des larges surfaces d'emprunt des lambeaux pris sur le scrotum ou dans les aines. Il est plus difficile d'interpréter, sinon la disparition complète du proplasus du rectum, du moins sa diminution, comme cela est relevé chez une petite fille de six ans et demi opérée par Ashhurst. Aussi le fait doit-il être simplement signalé.

Après avoir énuméré tous les bienfaits de la méthode autoplastique, il est juste que je signale les quelques inconvénients qu'elle offre en réalité ou dont on l'a accusée gratuitement.

J'ai suffisamment insisté sur ce point, que la chirurgie autoplastique ne pouvait avoir la prétention de refaire un réservoir urinaire parfait, et peut-être ne doit-elle le regretter qu'à demi en présence des quelques cas où se sont formées dans le nouvel organe des concrétions calcaires. C'est précisément là un des inconvénients réels de la méthode que nous étudions, mais ce n'est qu'un inconvénient facile à combattre, sinon à prévenir. On l'a attribué avec raison dans certains cas à la présence de poils poussant à la surface des lambeaux, dont la face épidermique a été tournée vers la cavité vésicale, tel était le cas par exemple chez les malades de Pancoast, de Billroth, de Le Fort et autres; mais la même raison ne saurait être alléguée pour les tout jeunes opérés de Hirschberg et de Gay, dont le premier avait 15 mois et le second 9 ans. La formation des concrétions calcaires tient, je crois, beaucoup plus à la composition des urines qu'aux corps étrangers susceptibles de provoquer le dépôt de leur sels. Le chirurgien ne devra donc pas se préoccuper outre mesure de cette éventualité dans le choix de ses lambeaux, d'autant plus qu'il est probable que, ainsi que le fait remarquer Pancoast, le contact des urines doit bientôt détruire les bulbes. Que si l'accident en question se produisait il serait facile, à l'exemple du malade de Le Fort, qui le faisait lui-même, d'enlever ces concrétions avec une pince. Ajoutons que des soins minutieux de propreté, par exemple des lavages répétés à l'acide borique, seront un moyen préventif des plus précieux.

Voici maintenant un accident plus sérieux imputé à la méthode autoplastique. Dans une récente discussion à l'Académie de médecine d'Irlande, Bennett a accusé le procédé de Wood de déterminer par la rétraction graduelle des lambeaux et de leurs surfaces d'emprunt un rétrécissement des orifices des uretères, d'où dilatation consécutive de ces conduits, pyélite et pyélo-néphrite. Stokes a soutenu la même opinion et préconisé en conséquence la substitution de la méthode à simple plan de lambeau à la méthode à double plan. L'opinion des chirurgiens irlandais est toute théorique, car si Bennet invoque pour l'appuyer une autopsie, la fréquence des suppurations du bassinet et des reins chez les exstrophiés même non opérés, est trop grande pour que ce fait ait quelque valeur. Billroth n'a-t-il pas dit au 11° congrès de la Société allemande de chirurgie, que la mort prématurée et l'insuccès de toute opération dans cette infirmité s'expliquaient par le développement plus ou moins rapide d'une pyélite, causée vraisemblablement par la déviation angulaire des uretères. Jusqu'à nouvel ordre, je crois donc qu'on doit considérer comme gratuite l'accusation de Bennett et de Stokes ; bien plus, j'estime que la réfection d'un paroi antérieure à la vessie exstrophiée, en prévenant la décomposition de l'urine, l'irritation de la muqueuse vésicale par l'air et les contacts extérieurs, l'excitation des saillies uretériques si sensibles, comme chacun sait depuis le fait malheureux de Gerdy, est le plus sûr moyen de garantir les reins contre toutes réactions réflexes ou inflammatoires.

Je ne crois pas, étant donné tous les avantages que je vient de faire ressortir, qu'on hésite désormais à faire de la méthode autoplastique la méthode de choix, pour le traitement chirurgical de l'exstrophie de la vessie ; mais comme cette méthode comprend un très grand nombre de procédés, il convient de rechercher maintenant celui auquel on doit donner la préférence. C'est à la clinique seule de juger en dernier ressort cette question. Un cas étant donné, un chirurgien de quelque expérience saura toujours approprier son opération aux nécessités du moment et sacrifier dans l'intérêt de son malade aux principes généraux, qui vont être exposés.

Valdivieso a fort judicieusement résumé dans les deux propositions suivantes la valeur relative des deux grandes classes de procédés autoplastiques : « *a*. Tout procédé à lambeau unique est inférieur aux procédés à lambeaux multiples ; *b*. la superposition des lambeaux doit toujours être préférée à leur simple juxtaposition. » J'ai suffisamment insisté, dans le chapitre du manuel opératoire de l'autoplastie, sur les risques de la méthode à lambeau unique et j'ai montré à quelles circonstances Maury doit sans doute ses deux succès. Ce procédé ne sera jamais qu'un procédé d'exception, applicable par exemple aux cas où les téguments, qui entourent l'hiatus vésical, seraient impropres, sauf en une région, à la transplantation. La même remarque doit être faite à propos des procédés à lambeaux multiples juxtaposés. Bien qu'ils soient incontestablement dans de meilleures conditions pour vivre et se greffer, ces lambeaux offrent cependant, en raison de leur faible épaisseur, de leur affrontement presque linéaire, l'inconvénient de se désunir sous l'influence de leur rétraction propre ou de la pression excentrique de la paroi postérieure de la vessie sous-jacente. C'est ce qui arriva chez l'opéré de Pancoast. Le procédé de Thiersch mérite une mention à part parmi les procédés à simple plan de lambeaux, en raison du principe de la succession des actes opératoires qui a été appliqué (1). Il a donné entre les mains de son auteur 16 guérisons sur 10 cas, et il devrait conquérir toute la faveur des chirurgiens, si son exécution ne réclamait tant de patience de l'opérateur et de l'opéré.

Les procédés de choix sont incontestablement les procédés à double plan de lambeau. Tout, tant au point de vue théorique que pratique, plaide en leur faveur. En effet s'affrontant par de larges surfaces, ils jouissent d'une grande vitalité par les connexions vasculaires, qui s'établissent rapidement entre eux. L'un d'eux viendrait-il d'ailleurs à se sphacéler, que celui qui est sous-jacent le suppléerait momentanément. Voilà pour les résultats immédiats. La grande épaisseur de la double paroi vésicale prévient dans la suite sa distension, son éclatement sous l'influence de la pression excentrique de la paroi postérieure repoussée par la masse des intestins. Pour la même raison il n'y a pas de danger que les lambeaux sollicités par le travail cicatriciel se recroquevillent, se roulent en corde, pour employer l'expression de Sédillot, découvrant ainsi la surface qu'ils étaient destinés à recouvrir.

Quoique jouissant de tous ces avantages, les procédés à double plan de lambeau ne sont cependant pas tous également bons. C'est ainsi que les procédés de Richard et de Holmes sont inférieurs à ceux de Alquié et de Michel. En effet,

(1) Le principe des opérations successives sera longuement discuté au chapitre suivant.

dans les premiers on n'utilise que deux lambeaux superposés, tandis que dans les seconds on se sert de trois ou quatre lambeaux disposés en deux plans superposés. Ce n'est pas seulement la multiplicité des lambeaux qui fait le grand avantage de l'opération de Michel, c'est aussi la nature, la vitalité des tissus transplantés. En effet, chacun sait combien précaire est la nutrition des enveloppes du scrotum à l'état d'intégrité ; que doit-elle être lorsque les urines coulant incessamment sur elles chez les exstrophiés y ont déterminé cet état rugueux, parcheminé, avec fente et excoriations, que l'on rencontre si souvent dans ce vice de conformation ? Richard, Holmes et Alquié ont donc été moins bien inspirés dans le choix de leurs lambeaux scrotal et inguino-scrotal que Michel, qui a taillé ses lambeaux sur l'abdomen ou dans les aines.

Le meilleur procédé autoplastique a été incontestablement pendant longtemps celui de Wood. Son seul inconvénient était, ainsi qu'on peut s'en convaincre par la lecture des observations, de laisser à la longue, par suite du travail de rétraction cicatriciel ou du développement de l'individu, la surface vésicale postérieure se découvrir et faire hernie. Cet inconvénient était d'ailleurs toujours remédiable au prix d'opérations complémentaires, que l'on devait dans certains cas renouveler jusqu'à trois et quatre fois.

Le professeur Le Fort par son ingénieuse utilisation du prépuce, qui empêche, en la contre-balançant, la rétraction des lambeaux inguino-abdominaux, a heureusement amélioré l'opération de Wood et réalisé une opération, qui approche de la perfection. C'est celle à laquelle on devra avoir recours dans le sexe masculin toutes les fois, et cela est fréquent, que le développement du prépuce s'y prêtera.

Chez la femme l'ampleur des grandes lèvres permet de remplir la même indication que chez l'homme, et les belles opérations de Greig Smith en Angleterre et de Richelot en France sont les bons exemples que devront suivre les chirurgiens à l'avenir.

CHAPITRE II

INDICATIONS ET CONTRE-INDICATIONS OPÉRATOIRES. PRÉCAUTIONS PRÉLIMINAIRES PROPRES A ASSURER LE SUCCÈS.

SOMMAIRE.

L'intervention chirurgicale dans l'exstrophie de la vessie est aujourd'hui parfaitement indiquée d'une façon absolue. — Ses indications et ses contre-indications se tirent des conditions générales et locales des malades. — L'âge semble indifférent aux succès opératoires et fonctionnels. — Les tout jeunes enfants, forts et vigoureux, doivent être opérés aussitôt que possible, en raison de la vitalité de leurs tissus et de la rapidité de la cicatrisation des plaies chez eux. — L'opérateur ne peut compter sur la docilité des enfants de 7 à 10 ans, et s'il voulait se ménager l'aide du malade dans son entreprise, il devrait reculer son intervention vers la 15e année. — Quoique diminuant avec l'âge, les chances de réussite ne disparaissent pas complètement, et on a opéré heureusement des exstrophiés de 32, 35 et même 40 ans. — Le sexe ne joue aucun rôle dans la détermination opératoire, car la mortalité et l'excellence des résultats dans les deux sexes se font sensiblement équilibre. — On ne doit entreprendre l'opération de l'exstrophie que chez les individus absolument exempts de toute tare organique. — Le chirurgien doit surtout diriger son inventaire à ce sujet du côté des reins, dont les causes d'inflammation sont multiples chez l'exstrophié. — Les malformations concomitantes de l'exstrophie ne fournissent de données au problème des indications et des contre-indications opératoires, qu'autant qu'elles portent sur les organes voisins de la vessie. — Aucune de ces difformités ne contre-indique l'opération, et certaines, telles que le développement du prépuce, du scrotum, des grandes et petites lèvres, fournissent au chirurgien d'abondants matériaux de restauration. — Un opérateur ingénieux saura adapter son opération au cas donné, sans modifier pour cela le principe de la méthode. — Contrairement à ce qu'on pourrait croire, l'état blanc, lisse, d'aspect cicatriciel, de la peau au-dessus de l'exstrophie n'est pas une contre-indication à la taille du lambeau hypogastrique; plusieurs dissections et opérations montrent que les téguments ont toute leur épaisseur et leur vitalité. — Les hernies, les chutes de la matrice et du rectum indiquent l'opération, puisque souvent elles disparaissent spontanément après la cure de l'exstrophie. — Les fongosités, les hémorrhagies et les douleurs, dont la tumeur exstrophiée est le siège, réclament aussi l'intervention, car ces accidents disparaissent après la réfection de la paroi antérieure de la vessie. — On doit toujours préparer le succès opératoire par des précautions antiseptiques rigoureuses portant sur la muqueuse de la vessie, sur les urines et tout le champ opératoire. — La statistique montre que la réussite des opérations tient plus à l'antisepsie qu'au perfectionnement des procédés opératoires. — Comme le fait remarquer Richelot, l'antisepsie a permis de simplifier les moyens d'union des lambeaux et les a rendus plus effectifs. — Aujourd'hui il n'y a pas lieu de procéder par opérations successives à la restauration de la vessie, mais le chirurgien ne doit pas perdre de vue que la condition expresse de la réussite de son entreprise est d'assurer jusqu'à parfaite guérison le libre écoulement des urines.

Ce qu'on vient de lire touchant les résultats fournis par le traitement chirurgical de l'exstrophie de la vessie ne peut laisser aucun doute sur l'utilité des opérations dirigées contre ce vice de conformation. Je ne sens donc pas le besoin de discuter la question de savoir si l'intervention chirurgicale est ici indiquée d'une manière absolue.

A l'époque où la moindre incision ouvrait la porte aux accidents les plus redoutables, on pouvait et on devait, après avoir mis en parallèle la situation déplorable des malheureux exstrophiés, les ressources que leur offrait une ingénieuse prothèse et les chances d'une intervention armée, conclure en faveur de l'abstention opératoire. Grâce aux merveilles de la chirurgie moderne tout autre est la conclusion où conduit aujourd'hui le même parallèle.

Mais si justifiable que soit l'opération de l'exstrophie de la vessie, il est évident qu'elle comporte ses indications et ses contre-indications.

C'est à l'étude de cette délicate question que sera consacré ce chapitre, et le dépouillement des observations que j'ai recueillies me sera à cet égard des plus précieux.

Il va sans dire que j'aurai ici surtout en vue les indications et les contre-indications des opérations par la méthode autoplastique. J'ai démontré en effet, je crois, qu'il n'y a au moins rien à attendre des procédés de la méthode de dérivation du cours des urines, et que la méthode de suture directe des marges de la vessie ne peut jamais être qu'une méthode d'exception.

J'examinerai successivement les conditions *générales* et *locales,* qui plaident pour ou contre l'opération de l'exstrophie de la vessie.

I. — *Indications et contre-indications tirées des conditions générales de l'exstrophié.* — Une question, que l'on retrouve au seuil de toute discussion concernant l'opportunité de l'intervention dans les difformités congénitales compatibles avec l'existence, est celle de l'âge auquel il convient d'intervenir.

Chaque auteur, qui a écrit sur le traitement de l'exstrophie, n'ayant souvent pour base que des considérations théoriques, a fixé un peu arbitrairement l'âge le plus propice à l'opération.

Il est infiniment regrettable que les 65 faits, dont j'ai pris connaissance, ne puissent pas tous me servir à étayer sur des raisons plus solides l'opinion à laquelle je suis arrivé à ce sujet. De ces 65 faits, 36 seulement mentionnent exactement l'âge des patients. C'est encore là cependant un chiffre à prendre en considération.

Ces 36 malades ont été opérés.

2 au-dessous de	6 mois. Résultat.	{	1 mort par accidents pulmonaires 1 mois et 10 jours après.
			1 succès, mais mort 5 mois après du choléra infantile.
2	—	12 mois.	—	»
3	—	18 mois.	—	2 succès. / 1 insuccès.
1	—	24 mois.	—	Succès.
2	—	3 ans.	—	1 insuccès. / 1 succès.
1	—	4 ans.	—	Mort par pyélonéphrite.
1	—	5 ans.	—	»
9	—	10 ans.	—	9 succès.
6	—	15 ans.	—	1 insuccès. / 5 succès.
5	—	20 ans.	—	1 mort par éthérisation. / 1 insuccès. / 3 succès.
2	—	25 ans.	—	1 mort par érysipèle. / 1 succès.
3	—	30 ans.	—	1 insuccès. / 1 succès incomplet. / 1 succès.
1	—	35 ans.	—	1 succès.
1	—	40 ans.	—	1 succès.

Un premier fait se dégage de la lecture du tableau précédent, c'est que la mortalité opératoire n'est pas plus grande dans la tendre enfance que vers l'âge de 5 à 10 ans et au-dessus. Ce n'est pas en effet à l'opération qu'ont succombé les deux petits garçons de 5 mois et de 3 mois opérés par Georges Shrady et W. Parker, mais bien au choléra infantile et à des accidents pulmonaires tout à fait étrangers à l'acte opératoire. Ces deux observations peuvent donc s'ajouter à celles de Michel (enfant de 14 mois), de Hirscherg (enfant de 15 mois), de Wood (enfant de 18 mois), pour prouver qu'on peut entreprendre sans danger, chez des enfants de moins d'un an et demi, les opérations sanglantes longues et délicates à lambeaux multiples et à double plan de lambeaux. Ainsi se trouve écartée l'objection, que le plus grand nombre des auteurs font à l'opération hâtive de l'exstrophie, à savoir, le danger des hémorrhagies.

Est-ce à dire pour cela qu'il ne faille pas prendre en considération la perte de sang? Évidemment non, et cette considération devra peser d'un grand poids dans la décision du chirurgien, toutes les fois qu'il s'agira d'un enfant faible et débile ; mais elle ne sera d'aucune importance en face d'un organisme fort et vivace.

L'extrême vitalité des tissus chez les jeunes enfants et la rapidité, avec laquelle se réunissent et se cicatrisent les plaies les plus étendues, sont certainement les arguments qui plaident le plus en faveur de l'opération faite dans les premiers temps de la vie. C'est « cette plasticité très grande des téguments » qui décida Parker à opérer son petit malade à l'âge de 3 mois, et les choses chez lui marchèrent si bien qu'en 20 jours furent totalement réunis et cicatrisés les deux vastes lambeaux carrés de 7 centimètres de côté, renversés sur l'exstrophie. Michel obtint encore un résultat plus rapide chez un enfant de 14 mois, car le 15e jour, il put le renvoyer guéri dans son village.

Mais l'aptitude à la réunion prompte et sûre se conserve trop longtemps chez un organisme sain et vigoureux, pour que le chirurgien se croie mis en demeure d'opérer dès leurs premières années les jeunes exstrophiés. On ne saurait donc faire un reproche aux auteurs, qui veulent ajourner l'opération à un âge tel que les patients, en état d'apprécier le bénéfice qu'ils retirent de l'intervention, se soumettent avec grâce à toutes les nécessités du traitement. Cet âge, pour Valdivieso et les classiques, est fixé entre 7 et 10 ans. Mais je crois qu'on ne doit pas beaucoup compter sur la raison des enfants de cet âge, si sérieux et réfléchis que les rende leur triste infirmité, et j'estime qu'un solide bandage soigneusement fait chez un tout jeune baby, assurera une tout autre immobilité que celle qu'on pourrait obtenir en raisonnant un enfant de 7 à 10 ans.

Que si le chirurgien voulait se ménager l'aide du malade dans son entreprise, c'est, selon moi, bien au delà de 7 à 10 ans que devrait être fixé l'âge de choix pour l'opération de l'exstrophie, c'est-à-dire vers la 15e année. Mais je dois m'empresser d'ajouter que les horribles inconvénients, et même les dangers de cette difformité s'accordent mal avec la temporisation, et voilà pourquoi, considérant, et le peu de gravité de l'opération, et les succès qu'elle a donnés à tous les âges, je conclus volontiers que l'on peut opérer à toute époque de leur vie les exstrophiés, pourvu, est-il besoin de le dire, qu'ils soient d'ailleurs en bonne santé.

Je me rallie à cet égard complètement à l'opinion de Richelot, lorsqu'il écrit à propos du petit malade de 2 ans, qu'il a opéré avec tant de succès « qu'avec une bonne santé il vaut mieux opérer de bonne heure ; jamais la réunion n'a plus de chances de réussir ni les plaies de se guérir vite, si elles sont tenues proprement ; et plus tôt la restauration est faite, plus on a le droit d'espérer que le développement ultérieur arrangera toutes choses et effacera dans une certaine mesure les traces de la difformité congénitale ». Ces conditions favorables diminuent avec l'âge, mais il s'en faut de beaucoup que toutes chances de réussite disparaissent, même à une période avancée de l'existence ; le succès de Wood chez un sujet de 35 ans, de Caselli chez une femme de 32 ans, et d'Alquié chez un homme de 40 ans, sont là pour prouver ce que j'avance. On ne doit donc pas plus refuser d'opérer un adulte plein de vigueur et de santé qu'ajourner l'intervention chez un jeune baby, sous le prétexte que la malformation ne présente à cet âge que de minimes inconvénients.

La considération du sexe ne saurait jouer aucun rôle dans la détermination opératoire.

Il résulte en effet du dépouillement des observations que la mortalité n'est pas plus grande dans un sexe que dans l'autre et que les succès se font sensiblement équilibre. Sur 38 opérés, dont le sexe est mentionné, je trouve 28 malades du sexe masculin et 10 du sexe féminin. Que le lecteur ne s'étonne d'ailleurs pas de cette disproportion, elle s'explique par la plus grande fréquence de la malformation chez l'homme.

Abstraction faite des cas, où les résultats éloignés de l'intervention n'ont pu être constatés en raison de leur décès prématuré ou de quelque autre circonstance, je relève 21 succès, 1 succès incomplet et 2 insuccès dans le sexe masculin, 7 succès et 2 insuccès dans le sexe féminin.

Il me semble inutile d'insister sur l'importance qu'il y a à n'entreprendre l'opération de l'exstrophie que chez des individus sains, exempts de toute tare organique. Plus qu'aucune autre opération la taille et la transplantation de vastes lambeaux autoplastiques réclament un terrain vierge de toute dyscrasie. Bien que les relevés numériques de Vigneau en aient rappelé de l'opinion d'après laquelle les exstrophiés étaient presque toujours des gens débiles et chétifs, il n'en est pas moins vrai qu'ils sont exposés à un certain nombre d'accidents et de complications capables de retentir sur leur santé générale. C'est particulièrement du côté des reins que se font sentir les conséquences de la malformation vésicale, et c'est à dépister la plus légère inflammation de ces organes que devra s'appliquer le chirurgien faisant l'inventaire de son futur opéré.

Les causes ne manquent pas en effet aux reins pour s'enflammer, lorsque la vessie où aboutissent les uretères est sans cesse exposée à toutes les injures extérieures. Sans les rappeler, qu'il me soit permis de mentionner avec Billroth l'influence, que peut avoir sur le développement de la dilatation des uretères et des bassinets et partant sur l'urétérite et la pyélite la déviation angulaire de ces conduits, qui n'abordent la vessie qu'après un trajet inflexe dans la cavité pelvienne. La chirurgie réparatrice, qui ne peut rien contre cette disposition des conduits vecteurs de l'urine, écartera sans doute les chances de voir éclater l'inflammation imminente des reins. Aussi la déviation des uretères, lorsque les reins sont encore sains, doit-elle être regardée plutôt comme une indication que comme une contre-indication opératoire.

II. — *Indications et contre-indications tirées des conditions locales de l'exstrophie.* — Sans parler des anomalies graves, qui accompagnent parfois l'exstrophie de la vessie, et sont incompatibles avec l'existence, il est un certain nombre de malformations concomitantes, susceptibles de fournir d'importantes données au problème des indications et des contre-indications opératoires. Je laisse de côté les difformités à distance, telles que les pieds-bots, les becs-de-lièvre, le spina bifida, etc., pour ne m'occuper que de celles qui, en raison de leur voisinage de la tumeur exstrophiée, présentent à l'opérateur un intérêt réel.

La bifidité du vagin et de l'utérus, le développement incomplet de ces organes ou leur absence n'ont, on le comprend, aucune importance sur la décision du chirurgien. Une des petites opérées de Greig Smith était privée de son utérus et possédait un vagin rudimentaire. Une autre fillette, traitée par Thiersch, était atteinte en même temps que d'exstrophie de bifidité du clitoris, d'absence du vagin et de duplicité de l'utérus, et c'est chez elle que le chirurgien de Leipzig crut devoir ajouter à son opération d'autoplastie

la création d'une fistule vésico-rectale à l'aide de l'entérotome de Sanson.

Je suis entré précédemment dans des détails suffisants
touchant l'avenir génital des exstrophiés de l'un et de l'autre sexe, pour me dispenser d'insister à nouveau sur les indications et contre-indications opératoires, tirées de l'état des
organes externes de la génération. Qu'il me soit cependant
permis de rappeler que, dans la grande majorité des cas, le
développement convenable, sinon exagéré, de certaines parties des organes génitaux externes (prépuce, scrotum,
grandes et petites lèvres) fournit d'abondants matériaux
à la restauration des parties. De sorte que c'est tout à fait
exceptionnellement que le chirurgien devra, faute de tissus,
renoncer à l'espoir de réparer l'erreur de la nature.

L'ingéniosité de praticiens habiles a su d'ailleurs, dans
diverses circonstances, tourner la difficulté en variant selon
les besoins le lieu d'emprunt des lambeaux autoplastiques
sans modifier pour cela le principe fondamental de la méthode en faveur. C'est ainsi que G. Richelot ne croyant pas
trouver dans la peau « mince, incomplètement développée,
non doublée de graisse et intimement adhérente à l'aponévrose » qui surmontait la vessie, un lambeau suffisamment
nourri, se contenta de tailler deux lambeaux latéraux, qu'il
rabattit sur l'exstrophie, l'un couvrant l'autre. L'opération
n'en eut pas moins une heureuse issue. Plus hardi que
G. Richelot, Greig Smith tailla en plein tissu cicatriciel de
brûlure son tablier abdominal et n'en obtint pas moins une
réunion complète et rapide. La disposition trouvée chez son
jeune opéré par G. Richelot est loin d'être rare : souvent
les téguments de la paroi abdominale, qui surmontent la
tumeur, paraissent amincis, blancs, lisses, comme cicatri-
ciels, et cet aspect est bien fait pour enlever la confiance que
le chirurgien pourrait avoir en eux. Je crois que si cette
défiance est justifiée parfois, elle n'a pas sa raison d'être
dans tous les cas. L'anatomie pathologique montre en effet
qu'au-dessus de la tumeur la ligne blanche, quoique élargie

par l'écartement des muscles grands droits, n'a en rien perdu de son épaisseur et de sa résistance. J'ai pu vérifier l'exactitude de ce point, mis d'abord en relief par les recherches de Tillaux, sur la pièce disséquée par le professeur Bouchard et sur le malade que j'ai opéré. Ce n'est pas sans appréhension que je taillai le contour de mon tablier abdominal; mais, à ma grande satisfaction, je rencontrai, au lieu d'une peau mince et invasculaire, un tégument épais, doublé d'une abondante couche adipeuse, qui me rendit des plus aisées sa séparation de la ligne blanche.

J'ai montré dans le chapitre précédent les effets de l'opération de l'exstrophie sur les hernies, la chute de la matrice ou du rectum, qui compliquent assez souvent la malformation vésicale. Loin de contre-indiquer l'intervention, ces complications la détermineront souvent.

C'est une crainte vaine, à mon sens, que de redouter la blessure du péritoine dans la dissection des lambeaux sus-jacents aux hernies même les plus développées. Un opérateur prudent saura toujours l'éviter et, ne le ferait-il pas, que cet accident n'aurait sans doute aucune suite, grâce à l'antisepsie.

On le voit, bien rares sont les circonstances où la disposition des parties périvésicales sont incompatibles avec une entreprise chirurgicale prudente et habile. Tout aussi rares sont du côté de la vessie même les complications qui contre-indiquent l'opération. Les fongosités, qui parfois se développpent à la surface de la tumeur, les hémorrhagies dont la muqueuse sans cesse irritée devient l'origine et les douleurs, dont elle est le point de départ, disparaissent si heureusement après la réfection de la paroi antérieure du réservoir, ainsi que j'en ai rapporté de nombreux exemples, qu'elles doivent être un des plus précieux encouragements à tenter quelque chose dans l'intérêt des malheureux exstrophiés. Il va sans dire que l'opération ne devra être faite que lorsqu'un traitement préparatoire aura modifié l'état morbide de la muqueuse.

Par le repos, la propreté et les divers topiques appropriés on parviendra sans peine à rendre la muqueuse à des conditions telles qu'on n'ait rien à redouter de son incarcération opératoire.

Il n'est malheureusement pas aussi facile d'agir sur la composition des urines. Cependant les faits, dans lesquels on a obtenu par l'administration de médicaments internes l'asepsie des urines, sont trop probants pour que cette précaution soit négligée par l'opérateur.

On trouve dans le soin avec lequel quelques chirurgiens décrivent les détails minutieux de leurs opérations, des renseignements importants sur les précautions générales, qui préparent et assurent le succès opératoire. Je crois utile de le rappeler.

Hirschberg ayant affaire chez son tout jeune malade à une urine fortement ammoniacale et à une muqueuse vésicale enflammée, sensible, et recouverte d'une abondante sécrétion muco-purulente, s'occupa d'abord de rendre leur acidité aux urines par l'administration à l'intérieur d'une solution d'acide phosphorique au 100ᵉ, et de modifier la vitalité de la muqueuse en touchant sa surface avec une solution de nitrate d'argent à 4 p. 100. Greig Smith se trouvant chez son premier opéré en présence d'une tumeur très saillante, rouge, irritée, saignant facilement et suppurant abondamment, parvint à modifier toutes ces conditions fâcheuses par le traitement suivant. Il commença par mettre son patient au repos horizontal au lit, et couvrit la surface muqueuse d'une soie huilée imprégnée de dextrine, sur laquelle fut appliquée une double couche de charpie boriquée. En même temps il prescrivit à l'intérieur des boissons douces et émollientes. Sous cette influence la muqueuse cessa bientôt d'être rouge et irritée, et la sécrétion muco-purulente se tarit.

Chaque chirurgien du reste saura adapter le traitement préparatoire aux besoins du cas particulier, de façon à ne pas plus priver des précieuses garanties de la méthode antiseptique les opérés d'exstrophie qu'on n'en prive aujourd'hui tous les autres opérés d'affections des voies urinaires. Plus que dans nulle autre intervention, portant sur les organes urinaires, une asepsie rigoureuse s'impose ici, si l'on ne veut pas assister, après l'opération la mieux conduite, au désolant spectacle de la désunion des sutures, de la mortification des lambeaux, des suppurations interminables, voire même des accidents généraux septicémiques les plus graves.

Sans nier l'influence heureuse qu'ont pu avoir sur l'issue de l'opération de l'exstrophie les modifications successives qu'a apportées dans sa pratique chaque chirurgien instruit par l'expérience de ses prédécesseurs, il n'est pas douteux qu'une bonne part des succès actuels revient aux précautions dont ont su s'entourer les opérateurs de nos jours.

Le relevé suivant, que j'ai fait de 43 observations, me semble à cet égard des plus démonstratifs.

On peut rapporter à deux périodes ces 43 faits. L'une, antérieure à 1875, comprend les cas où la plupart des chirurgiens n'avaient encore nul souci de l'asepsie ; l'autre, postérieure à cette date, ne comprend sans doute que des faits où les règles de l'antisepsie ont été rigoureusement observées. Or sur les 27 cas antérieurs à l'avènement de la méthode antiseptique, je compte :

15 succès, sans complications imputables au défaut d'antisepsie.
5 gangrènes plus ou moins étendues des lambeaux.
3 érysipèles.
2 désunions des lèvres des lambeaux.
1 phagédénisme des plaies.

Tandis que sur les 16 cas opérés depuis, je note :

1 succès sans complications.
1 suppuration.
3 insuccès dus à toute autre cause qu'à des accidents d'infection de la plaie.

Non seulement l'antisepsie prévient tous les accidents que j'énumère dans les lignes précédentes, mais encore elle a, ainsi que le fait fort judicieusement remarquer Richelot

l'avantage inappréciable de simplifier les moyens d'union
des lambeaux. « Ces conditions et surtout la dernière (asepsie
complète), écrit ce chirurgien, dispenseront de recourir à
un mode de suture compliqué, puisqu'on n'aura plus à
craindre les gonflements extrêmes et l'étranglement des
tissus. » Inutile d'ailleurs de revenir sur la confection de ces
points de suture, sur la nature des fils à employer, etc.

Une question du plus haut intérêt et sur laquelle je
dois me prononcer en terminant, c'est celle de savoir si le
chirurgien doit chercher à fermer dans une seule opération
la vessie de l'exstrophié, ou s'il doit arriver à ce but par une
série d'opérations successives. Dans son travail Valdivieso
se prononce formellement pour l'opération en plusieurs
temps, donnant pour raison que, dans les faits qu'il a réunis,
jamais le résultat n'a été complet la première fois, sauf dans
un cas. Ce n'est pas, à mon avis, parce que la fermeture
hermétique du réservoir urinaire par une seule opération
échoue le plus souvent que le principe des opérations successives doit être admis. Si la recherche d'une opération complète en une seule séance n'avait d'autre inconvénient que
son échec, il n'y aurait pas grand mal à la tenter, puisqu'on
serait toujours à même de parfaire le résultat par une opération complémentaire. Le vrai motif, qui a conduit Thiersch
et Le Fort à ériger en principe la succession des actes opératoires, est, avec la crainte de voir s'infiltrer l'urine
retenue dans la vessie trop complètement fermée, l'impossibilité où ils étaient d'assurer par le mode de suture et les
pansements dont ils disposaient, il y a quelques années, la
vitalité des lambeaux et la réunion rapide et parfaite de
leurs bords affrontés. On ne saurait nier que l'antisepsie ait
fait disparaître ce dernier risque, mais on ne doit pas oublier que la condition du succès consiste précisément à
écarter du champ opératoire toutes les chances d'infection
qui le menacent. Les urines, surtout lorsqu'elles sont altérées,
constituent ici un danger imminent, et c'est donc en assurant

leur libre écoulement et en évitant leur projection sous pression dans les tissus que le chirurgien devra rechercher le succès de ses opérations autoplastiques. Sous cette condition expresse, j'estime que l'on peut tenter aujourd'hui en une seule fois la reconstitution du réservoir urinaire.

Je ne considère pas en effet comme véritables opérations les retouches, que l'on devra faire pour obturer les orifices, que la prudence de l'opérateur aura ménagés pour servir de voie d'échappement à l'urine. Comparées aux manœuvres, que réclament la dissection des vastes lambeaux autoplastiques, leur transposition et leur fixation, ce sont là des actes sans importance. Accomplis par Richelot chez ses deux malades et par Greig Smith chez ses trois opérés ils ont rendu aussi parfaite qu'il est actuellement permis de la désirer, la cure de cette pénible infirmité, cure qui, ainsi qu'on a pu le voir par la lecture de ce mémoire, n'est pas une de celles dont la chirurgie anaplastique a le droit d'être le moins fière.

Sans doute l'art n'est pas encore parvenu à supprimer l'incontinence, mais la faute en est attribuable moins à ses efforts qu'à la nature, qui semble n'avoir laissé chez les exstrophiés aucun vestige du sphincter vésical. Que si les traces anatomiques de l'anneau musculaire pouvaient être saisies, peut-être serait complètement obtenue sa reconstitution physiologique?

TROISIÈME PARTIE

PIÈCES DOCUMENTAIRES

Opération faite par l'auteur de ce mémoire chez un homme de 29 ans.
— Restauration de la paroi antérieure de la vessie par la méthode autoplastique de Wood-Le Fort.

Cette opération a été pratiquée sur le malade dont j'ai rapporté l'observation au chapitre I. Tout se présentant chez lui dans les meilleures conditions (voir Obs. II, p. 99 et la fig. ci-dessous), je ne l'ai soumis à aucun traitement préparatoire autre que le suivant. Grands bains savonneux; séjour au lit pendant quatre jours, afin de permettre aux organes de se reposer, à la vessie de se réduire un peu et aux hernies de rentrer. Application de compresses boriquées sur la surface de la vessie pendant tout ce temps. Purgatif (huile de ricin) la veille de l'opération; grand lavement le matin même.

Première opération. — Après ces préliminaires accomplis, le 8 septembre 1887 je procède à l'opération avec le concours de mes excellents amis et distingués collègues les docteurs Boursier et Eugène Monod. Le malade étant chloroformé, je commence par détacher par une dissection attentive le prépuce et la peau qui recouvre la face inférieure de la verge jusqu'à sa racine. J'obtiens ainsi un petit lambeau quadrilatère souple et bien nourri mesurant dans tous les sens 3 centimètres et demi et se continuant par une large base adhérente avec la peau des bourses au niveau de l'angle pubio-scrotal. Cette dissection a été faite facilement et presque sans perte de sang, je n'ai été obligé de lier que deux petites artérioles insignifiantes. L'hémostase étant faite, je pratique sur la ligne médiane du lambeau et près de sa base adhérente une boutonnière longitudinale à travers laquelle je fais passer le gland et la verge rudimentaire qu'il surmonte. De la sorte, d'inférieurs qu'ils étaient par rapport à la verge, le prépuce et les téguments péniens sont devenus supérieurs et ils constituent une sorte de valve quadrilatère, qui sans aucune tension arrive à recouvrir le tiers inférieur de la surface exstrophiée. Le premier temps de l'opération était terminé et j'abandonnai momentanément ce lambeau pénio-préputial à travers lequel passaient le gland et la verge. Une éponge imbibée d'eau boriquée chaude fut maintenue sur lui pour prévenir les contacts et le refroidissement.

Je procédai alors à la taille des lambeaux abdominal et inguinaux. Je commençai par dessiner avec le bistouri un vaste tablier hypogastrique quadrilatéral dont les marges latérales descendaient verticalement jusqu'à la base de la tumeur et passaient par ses côtés à 1 centimètre du point où la muqueuse se continuait avec la peau. La marge supérieure horizontale de ce lambeau était située à 9 centimètres du point de rencontre de la peau avec la muqueuse vésicale. Mon lambeau délimité, je le disséquai, et contre mon attente je trouvai un tissu cellulaire sous-cutané graisseux abondant, qui me permit d'avoir un plan de tissu épais et vasculaire. J'arrêtai la dissection à un bon centimètre et demi de la périphérie de l'exstrophie, dans la crainte de ne plus trouver, si je descendais plus bas, l'aponévrose de la ligne blanche qui, comme je l'avais remarqué, semblait

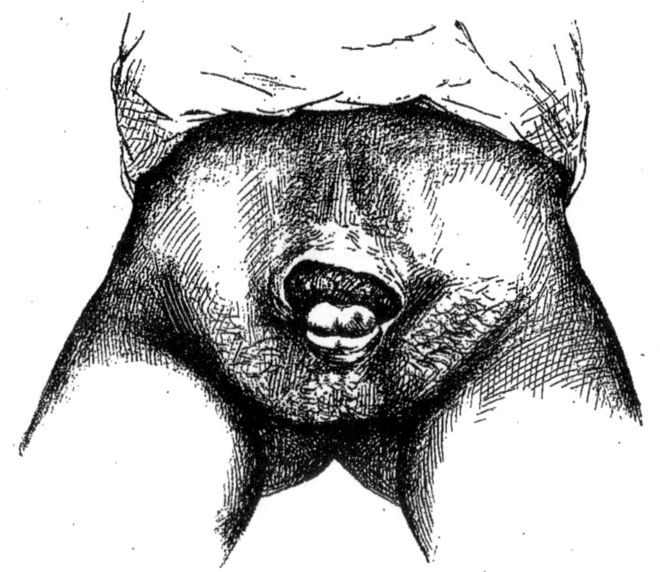

faire défaut autour de la tumeur. Je n'intéressai dans cette dissection que de très petits vaisseaux, sauf à la partie inférieure des traits verticaux où je coupai de chaque côté une ou deux branches de la sous-cutanée abdominale. Point important : je n'eus aucun vaisseau à lier, aucune pince à forcipressure à appliquer sur le *plein* de mon lambeau, toute sa surface fut indemne de manœuvres pouvant la froisser et j'évitai avec soin de la toucher le moins possible avec mes doigts ou les instruments pendant la dissection. Je me contentai de l'éponger légèrement avec une éponge imbibée de la solution d'acide borique chaud que je maintins en place sur le lambeau pendant que je préparais les lambeaux inguinaux.

Les traits verticaux circonscrivant les marges du lambeau abdominal me servirent à délimiter en dedans les lambeaux inguinaux, que je traçai de la façon suivante. Leur hauteur et leur largeur devaient naturellement reposer sur les dimensions du lambeau abdominal rabattu sur la vessie, puisqu'ils étaient destinés à le recouvrir. En conséquence je fis partir du milieu de la ligne mesurant le bord du lambeau abdominal, et de chaque côté de ce lambeau, une incision horizontale se dirigeant en dehors vers l'aine, et je lui donnai une longueur égale à la hauteur du tablier abdominal puisque le lambeau que je me proposais de tailler devait, après glissement et inflexion, recouvrir toute la hauteur du tablier abdominal. Finalement j'abaissai à l'extrémité de cette incision horizontale un trait de bistouri parallèle aux incisions limitatrices du lambeau abdominal prolongées sur les côtés de l'exstrophie. Les lambeaux inguinaux se trouvant ainsi limités je les disséquai avec soin et précaution, surtout du côté droit où existait, on se le rappelle, une hernie volumineuse. Pendant cette dissection, je sentis distinctement de l'un et de l'autre côté, à travers le tissu cellulaire, que je fendais pour ainsi dire à l'aide du bistouri, les piliers inguinaux, mais je ne les vis pas. Quantité de sang peu abondante pendant cette dissection, deux petites artérioles sont liées sur le bord interne des lambeaux près de leurs bords. Comme pour le lambeau abdominal je me suis attaché à traiter le plus délicatement possible les lambeaux inguinaux afin de leur conserver toute leur vitalité, et je les ai recouverts d'éponges chaudes imprégnées d'acide borique après leur dissection terminée.

Mes lambeaux étant désormais taillés, je me mets en devoir de les agencer au-devant de la surface exstrophiée. Je commence par rabattre le lambeau abdominal face cutanée vers la paroi postérieure de la vessie. Ce lambeau que j'ai eu soin de tailler très largement descend jusqu'au niveau du bord inférieur de la tumeur et est recouvert sans tension par le lambeau préputial. Leurs surfaces cruentées se correspondant je les suture l'un et l'autre au moyen de cinq points de catgut. Comme le prépuce étalé ne mesure pas toute l'étendue transversale du lambeau abdominal, il reste sur chacun de ses côtés un orifice qui, dans mon plan, doit jouer un rôle important pour l'écoulement des urines.

De cette manière la vessie, dont je venais de reconstituer la paroi antérieure, était bien fermée à sa partie inférieure, sauf au niveau des orifices que je viens de signaler, mais elle était ouverte sur ses parties latérales. Pour la fermer j'avivai sans peine à l'aide d'un ciseau courbe les marges du tablier abdominal et le petit liséré de peau que j'avais ménagé de chaque côté de la muqueuse en traçant le contour des lambeaux; puis je suturai à l'aide de quatre points de catgut ces deux surfaces ensemble.

Je n'eus plus alors pour achever mon travail de restauration qu'à infléchir sur leurs bases les lambeaux inguinaux et à les faire glisser sur la surface saignante du lambeau abdominal. Cette évolution faite, je suturai ensemble leurs bords supérieurs verticalement affrontés sur la ligne médiane avec sept points de suture au fil d'argent, puis je réunis au catgut leur bord vertical interne devenu horizontal et inférieur au lambeau abdominal dans l'endroit où venait affleurer le bord supérieur du lambeau préputial.

Restait maintenant à diminuer d'étendue les larges brèches faites par l'emprunt de tous ces lambeaux. Je ne me préoccupais pas de la surface de dissection du lambeau préputial relativement petite, laissant au travail de granulation le soin de la combler; mais je m'ingéniai à rapprocher les bords des surfaces abdominales cruentées qui mesuraient près de 200 centimètres carrés.

Je réunis d'abord, par deux points de suture de chaque côté, les

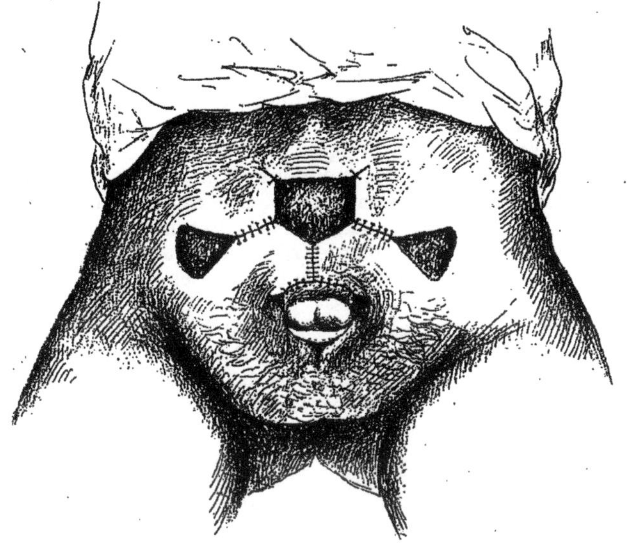

deux angles supérieurs du carré sanglant résultant de la taille du grand tablier abdominal, puis je m'aperçus que je pouvais joindre les téguments formant la limite supérieure des lambeaux inguinaux au bord latéral de ces mêmes lambeaux inversés sur la vessie. Six points de suture de chaque côté assurèrent cette union, qui eut encore pour heureux effet d'étaler sans tension les lambeaux inguinaux sur le lambeau abdominal. De la sorte, la vaste surface sanglante de tout à l'heure était réduite à trois petites surfaces, l'une médiane ayant la forme d'un blason mesurant 4 centimètres dans tous les sens et deux latérales triangulaires ayant 3 centimètres de chacun de leurs côtés.

Comme pansement, je recouvris les surfaces sanglantes de tarlatane iodoformée que je saupoudrai encore d'iodoforme. J'en saupoudrai aussi toutes les lignes de suture, puis j'appliquai une épaisse

couche de gaze phéniquée chiffonnée, et par-dessus un vaste carré
de la même gaze embrassant tout le champ opératoire. Une couche
très épaisse de ouate salicylée et une bande enroulée autour de l'abdomen et du bassin maintiennent le tout en place. Le pansement
reste ainsi ouvert en bas du côté de la verge, afin de permettre à
l'urine de s'écouler à l'extérieur au fur et à mesure de sa sécrétion.
Cet écoulement se fait par les orifices latéraux que j'ai ménagés de
chaque côté du lambeau préputial, et qui m'ont servi à introduire
dans la nouvelle vessie un tube en anse perforé de nombreux trous
à sa partie moyenne. Ce tube, outre qu'il empêche les orifices latéraux de se fermer, a surtout pour but de permettre ultérieurement
des lavages dans la vessie de nouvelle formation.

Tout étant terminé, le malade est rapporté dans son lit. L'opération n'a pas duré moins de 3 heures, bien qu'aucun incident n'en ait
troublé le cours. La chloroformisation a été parfaitement régulière;
aucune agitation, aucun vomissement, aucune alerte pendant ces
3 heures de sommeil anesthésique. Pour éviter le refroidissement,
j'avais eu soin d'entourer les membres de ouate comme pour l'ova-
riotomie. Le malade est pâle et fatigué, il est un peu lent à se ré-
veiller et à reprendre sa connaissance; mais complètement revenu à
lui il répète qu'il se sent bien et n'éprouve aucune douleur. Pour
diminuer la tension des sutures, je dispose ses membres inférieurs
en flexion sur un coussin passé dans les creux poplités comme
après la fistule vésico-vaginale : j'imbibe de vaseline boriquée le
scrotum et les plis génito-cruraux où doit couler l'urine, et je place
à ce niveau des éponges destinées à la recueillir. L'infirmier de
garde a la consigne de renouveler ces éponges toutes les demi-
heures.

9 *septembre*. — La nuit a été bonne; le malade a bien dormi. Il a
eu un ou deux efforts de vomissement vers 8 ou 9 heures du soir.
Le pouls est à 84 pulsations, la température à 37°, 3.

L'urine coule abondamment par les orifices latéraux, elle est limpide et non sanguinolente. Après avoir relevé un peu l'anse du tube
intra-vésical pour la porter vers le bord supérieur de la vessie, je
pousse par une de ses extrémités une injection, qui sort par l'autre
extrémité en entraînant d'abord quelques petits caillots puis un peu
de liquide rougeâtre et revient ensuite parfaitement claire et limpide.
Le lambeau préputial que l'on aperçoit sous le pansement est très
légèrement œdémateux, mais il est chaud et bien sensible.

Soir. — A 6 heures le malade a un peu de fièvre, T. 38°, pouls 100.
Il ne souffre pas mais se plaint de sensations de cuisson au niveau des
plaies vives. Toutes les 3 heures on a fait une injection par le tube
vésical.

10 *septembre*. — La nuit a été bonne, le malade a pris du bouillon
et du lait avec plaisir. Le pouls est à 88, la temp. à 37, 6. Les urines s'écoulent bien. Je constate sur le bord droit du lambeau préputial un point noirâtre insensible, c'est une petite plaque de sphacèle circulaire d'un peu moins d'un centimètre de diamètre.

Le soir le malade est très bien : pouls 88, t. 37, 8. Il accuse quelques nausées et se plaint de gaz intestinaux. Il dit aussi éprouver une assez vive cuisson au niveau des plaies de l'abdomen et demande à être pansé. Comme les bandes et les parties superficielles du pansement sont un peu souillées par imbibition des urines et des liquides, qui ont servi aux lavages, je ne veux pas lui refuser le pansement qu'il désire. J'enlève donc toutes les pièces de ouate et de gaze qui recouvrent les plaies et j'ai la satisfaction de constater que toutes les sutures ont tenu, que les tissus du lambeau sont souples, chauds, nullement tuméfiés et ont toute leur coloration habituelle. Les plaies à plat résultant de l'emprunt des lambeaux commencent à s'organiser sans la *moindre suppuration*.

Le sphacèle du lambeau préputial n'a fait aucun progrès et le reste de ce lambeau, quoiqu'un peu œdémateux, parait plein de vitalité. Je refais le pansement comme la première fois, c'est-à-dire en saupoudrant toutes les sutures et surfaces vives d'iodoforme et en appliquant par-dessus une couche de gaze phéniquée chiffonnée, une large plaque de la même gaze et de la ouate salicylée. Les orifices de la vessie, obstrués par un mucus épais, sont soigneusement lavés ainsi que la cavité vésicale à l'aide du tube en anse.

11 *septembre*. — La nuit a été très bonne, le malade se sent très bien, le pouls est calme, la temp. à 37,6. Les urines s'écoulent bien par les gouttières latérales mais un mucus épais, visqueux, adhère à leurs lèvres. La petite plaque sphacélique du côté droit du prépuce n'a pas fait de progrès, mais le prépuce reste toujours fortement œdémateux.

12 *septembre*. — Toujours très bon état, apyrexie complète. Je défais le pansement, qui est un peu mouillé par imbibition sur ses bords. Je constate qu'il est parfaitement sec dans la profondeur, que les plaies bourgeonnent vigoureusement et sans suppuration et que les lambeaux vivent parfaitement. Même pansement que précédemment. J'ordonne pour le lendemain un petit lavement purgatif.

13 *septembre*. — Le malade a été purgé largement par son lavement, et l'état un peu saburral qu'il avait conservé depuis sa chloroformisation a dès le soir même disparu. Un soulagement marqué produit du côté de l'intestin a été la disparition d'un météorisme assez prononcé qui fatiguait un peu le malade. L'appétit est complètement et définitivement rétabli. Pouls et température normaux. Pas de douleur. L'urine s'écoule très bien de chaque côté du prépuce, qui reste œdématié mais dont le sphacèle est parfaitement limité.

15 *septembre*. — Rien à noter du côté de l'état général. Pansement. Les plaies d'emprunt ont excellent aspect, leur bourgeonnement a amené leur surface au niveau des parties voisines ; absence complète de suppuration ; aucun point de suture ne suppure. Rétablissement d'un nouveau pansement dans les mêmes conditions que précédemment.

18 *septembre*. — Toujours excellent état général. Le malade

mange avec appétit et va très régulièrement à la garde-robe. Les urines belles et limpides continuent à s'écouler par les orifices latéraux, mais ces orifices sont toujours occupés, si on néglige de faire des nettoyages fréquents, par un mucus glaireux et filant. Le tube en anse dans la vessie est supprimé car il ne paraît rendre aucun service et le contact des urines en a incrusté les parois. Je défais le pansement et enlève toutes les sutures ; aucune d'elles n'a lâché ; tout est parfaitement réuni et les plaies continuent à bourgeonner aseptiquement.

20 *septembre*. — La petite escharre du bord droit du lambeau préputial se détache et laisse bien vivace une bandelette de plus d'un centimètre rattachant ce lambeau à la face inférieure de la verge.

22 *septembre*. — Pansement. Les sutures tiennent bien et les plaies d'emprunt commencent à s'épidermiser.

A partir de cette époque rien de particulier à noter. Le pansement est fait tous les trois jours. Le 29 septembre, dans le but de faire une expérience plutôt que d'activer l'épidermisation, qui marche d'une façon suffisamment rapide et régulière, je greffe sur les surfaces vives quelques fragments de peau de grenouille. Quelques précautions que j'ai prises pour effectuer ces greffes, quelque admirablement disposées qu'aient été pour leur réussite ces plaies rosées et sans pus, aucune d'elles n'a pris. C'est un fait que je dois noter en passant, car j'ai déjà un certain nombre de fois tenté sur d'autres plaies la greffe de peau de grenouille et toujours j'ai échoué.

RÉSULTAT DE LA PREMIÈRE OPÉRATION. — Le 28 octobre mon opéré, qui se lève pour la première fois, présente l'état suivant. La cicatrisation au niveau de la ligne d'union du bord du prépuce avec les bords des lambeaux abdomino-inguinaux est parfaite et solide. Le prépuce reste un peu œdémateux, mais sa vitalité ne laisse rien à désirer. De chaque côté de ses bords existent les orifices que j'ai intentionnellement ménagés pour l'écoulement des urines. Ils se sont légèrement agrandis en raison du sphacèle de leurs marges, que j'ai signalé dans le cour de l'observation. Irrégulièrement circulaires l'un et l'autre, ils mesurent un peu plus d'un centimètre de diamètre et laissent voir la muqueuse de la face postérieure de la vessie. Rien ne sera plus aisé que de les fermer par une opération complémentaire, car tout autour d'eux les tissus sont souples et abondants. Les surfaces d'emprunt des lambeaux pris sur l'abdomen et dans les aines sont à peu près cicatrisées. Les hernies, réduites par la station horizontale prolongée, n'ont pas reparu. Je ne dis rien de la santé générale du patient. Elle est excellente malgré ce séjour forcé de 7 semaines au lit. P. A... est enchanté du résultat jusqu'ici obtenu. Il considère avec une certaine satisfaction son pubis, qui, au lieu de présenter la grosse tumeur rouge et fongueuse antérieure à l'opération, a un aspect à peu près normal.

L'urine s'écoule par les orifices latéraux, mais il en passe aussi une certaine quantité par la boutonnière du prépuce à travers laquelle la verge a été attirée. Nul doute qu'une fois que les orifices latéraux auront été obturés le liquide urinaire ne prenne complètement le chemin de la gouttière uréthrale.

Le gros de la besogne était fait à ce moment. Il me restait à parachever mon entreprise; mais fidèle aux enseignements qui se dégageaient de la lecture des observations que j'avais dépouillées, je m'imposai comme devoir de ne pas me presser. Je résistai donc aux prières du malade me sollicitant d'obturer au plus tôt les deux orifices latéraux, par lesquels les urines, se déversant incessamment en nappe sur le scrotum, provoquaient des excoriations fort douloureuses. Pour le faire patienter, j'imaginai toutes sortes d'expédients afin de garantir le scrotum du contact des urines; mais je dois avouer que tout fut inutile.

Deuxième opération. — Dans les premiers jours de décembre les tissus transplantés me parurent dans des conditions de vitalité suffisante pour tenter de fermer définitivement le réservoir urinaire. Je procédai à ce second acte chirurgical le 8 décembre.

Comme je l'ai dit, les deux orifices latéraux que j'avais à obturer ne mesuraient guère plus d'un centimètre de diamètre dans tous les sens, et les tissus, qui en formaient les marges, étaient suffisamment souples et mobiles pour permettre leur affrontement sans traction compromettante pour la réussite de la suture; leur épaisseur était aussi suffisante pour offrir une large surface d'avivement. Je chloroformai mon patient et j'avivai les bords de l'orifice latéral droit que je fermai tout aussitôt à l'aide de quatre points de suture métallique, disposés suivant le diamètre transversal de telle sorte que l'orifice ainsi fermé fût réduit à une simple ligne. Je procédai de la même façon à l'égard de l'orifice gauche, pour la fermeture duquel je dus employer cinq points de suture métallique. La vessie était dès lors complètement obturée et, séance tenante, je vis les urines, s'échappant naguère par les orifices que je venais d'obstruer, prendre le chemin de l'ouverture ménagée entre la face supérieure de la verge et le bord du prépuce relevé sur elle. Cependant ces urines, ne trouvant pas de canal pour les recueillir à leur sortie, coulaient sur les parties latérales de la verge fendue et inondaient les rudiments du scrotum placé au-dessous. J'imaginai de parer à cet inconvénient en disposant dans l'orifice vésical un assez gros tube de caoutchouc destiné à jouer en quelque sorte le rôle d'un urèthre artificiel et à conduire les urines dans un urinal placé entre les jambes du malade. Grâce à leur élasticité, les tissus, qui forment le nouveau col de la vessie reconstituée, s'appliquent suffisamment sur le tube pour laisser sourdre les urines en très minime quantité le long de sa surface extérieure et permettre de recueillir la presque totalité du liquide de sécrétion dans l'urinal. La présence de ce tube permet également de faire un pansement antiseptique hermétiquement fermé sur mes sutures et de pousser des injections boriquées plusieurs fois par jour dans la cavité vésicale afin de rendre son contenu aseptique.

Le 9 décembre le malade est très bien. Délivré des douleurs que provoquait l'écoulement des urines sur le scrotum il a passé une bonne nuit; le pouls est à 72; la température à 37,4. Le tube faisant fonction d'urèthre a bien fonctionné, et 1 500 grammes d'une urine acide mais un peu trouble, sans dépôt ammoniacal toutefois, ont été recueillis. Le pansement est peu mouillé, cependant je le renouvelle, ce qui me permet de constater que les lèvres de mes sutures ne sont ni tuméfiées ni douloureuses. Je lave soigneusement la cavité vésicale à la solution boriquée par l'intermédiaire du tube et refais le pansement comme précédemment. Je recommande à l'infirmier de pratiquer toutes les quatre heures les lavages par le tube.

Les journées des 10, 11, 12, 13, 14 et 15 se passent avec la plus grande régularité sans douleur et sans fièvre. Le 15 décembre, c'est-à-dire le huitième jour, j'enlève tous les points de suture et la réunion me paraît parfaite à droite, à gauche il existe près de l'angle externe de la ligne de suture un point où la cicatrisation ne s'est pas faite. L'urine suinte dans le pansement par cette petite fistule et le liquide que l'on injecte dans la vessie sort en jet pour peu qu'on le pousse sous une certaine pression. Peu à peu et spontanément cette petite fistule se ferme, et six semaines après cette seconde opération l'oblitération est complète, mais il s'en est ouvert une autre pendant ce temps à peu près symétriquement du côté droit, si petite qu'elle admet à peine un fin stylet.

A... Pierre a supporté cette dernière intervention aussi bien que la première, sa santé n'a pas faibli malgré un séjour de près de deux mois au lit, et il commence à se lever vers la fin de janvier.

RÉSULTAT DE LA DEUXIÈME OPÉRATION. — Depuis cette époque, c'est-à-dire depuis plus de six mois, rien n'est venu compromettre le résultat de mon opération, qui, amour-propre d'opérateur mis à part, ne le cède en rien, je crois, aux plus beaux succès obtenus par mes devanciers.

Voici en effet dans quelles conditions se présente mon malade à la date du 16 août 1888, un an après ma première intervention. Toutes les plaies d'emprunt des lambeaux sont cicatrisées, mais, pour être franc, l'épiderme est fragile au niveau du point où a été taillé le vaste lambeau abdominal, il supporterait mal les pièces d'un appareil prothétique, mais le contact des vêtements est parfaitement toléré. Toutes les lignes de sutures sont fermement réunies et les tissus qui forment la néo-paroi vésicale sont vivaces, épais, souples et jouissent de toutes leurs propriétés. Le mince lambeau préputial lui-même est admirablement nourri; l'œdème, la coloration violacée qu'il a conservée longtemps, ont disparu et on ne saurait le distinguer par les caractères qu'il présente des autres lambeaux abdominal et inguinaux avec lesquels il a été suturé. Par son bord inférieur, résultat de l'ouverture de la boutonnière médiane, que j'ai autrefois pratiquée pour y passer la verge, ce lambeau préputial s'applique exactement sur la face supérieure du pénis fendu, d'autant plus intimement que ce dernier organe tend à se relever sur l'abdomen. Il résulte de là que l'orifice vésical, ce qui représente, si l'on veut, le col de la nouvelle vessie, est réduit à une simple fente, à travers laquelle on ne voit nullement la face postérieure de la vessie, même dans la station verticale et après une longue marche, mais à travers laquelle filtre incessamment l'urine. Remarque très importante, cette fente se prolonge sur les côtés de la verge, et, comme cette dernière est relevée naturellement, l'urine s'échappe surtout par ces gouttières latérales déclives. Dans la station verticale (au repos et pendant la marche) le liquide de sécrétion tombe presque en totalité dans l'ancien appareil collecteur que le malade portait avant l'opération; mais dans la station assise et horizontale il coule sur le scrotum qu'il irrite comme jadis, moins cependant, car il suffit au malade de se placer un peu de côté pour que l'urine se répande du côté de l'aine et sur la racine de la cuisse sans grand dommage pour les téguments de ces régions.

Comme mes devanciers, je n'ai obtenu qu'une *vessie virtuelle*, et avec le doigt je puis m'assurer, le malade étant debout ou assis, que la paroi postérieure du réservoir exstrophié vient s'appliquer sur la face interne de la paroi antérieure nouvellement créée. Dans le décubitus dorsal, la paroi postérieure s'éloigne et une cavité se forme où s'accumulent les urines, qui finissent seulement par déborder par la fente sus-pénienne au bout de deux heures environ. Même dans la station verticale, il existe de chaque côté de la saillie médiane constituée par la paroi postérieure, une sorte de sinus cavitaire où s'accumule et est retenue une certaine quantité d'urine. En déprimant, en effet, la nouvelle paroi de la vessie à ce niveau, on détermine par la gouttière uréthrale un véritable petit jet. Mais on comprend d'ailleurs que cet emmagasinement de l'urine ne peut être d'aucune utilité, puisqu'il ne peut se faire qu'en très minime quantité et qu'il n'y a aucune possibilité, non seulement d'obtenir la fermeture de l'orifice vésical dans les conditions où il se trouve actuellement, mais même d'imprimer au courant de l'urine une direction régulière dans un canal surplombant les parties avoisinantes.

La création de ce canal s'impose désormais à mes soins et je me propose de la tenter incessamment. Je ne me dissimule pas toutes les difficultés d'une pareille entreprise; mais, après y avoir bien réfléchi, je crois la chose réalisable et j'ai déjà arrêté le plan de ma nouvelle opération en m'inspirant des divers procédés qui ont donné de si brillants résultats à Nélaton, Thiersch, S. Duplay. Si le succès récompense mes efforts j'aurai ainsi rendu un service de plus à mon patient, en le mettant dans les conditions des malades atteints d'incontinence d'urine et en rendant possible le port d'un urinal ordinaire. Alors mon observation sera véritablement digne d'être offerte en tribut à la chirurgie anaplastique, et de prendre une place honorable parmi celles publiées jusqu'ici et que je résume en tableaux, à titre de pièces justificatives des opinions émises dans mon mémoire.

Tableaux I et II, résumant 10 opérations d'exstrophie de la vessie

PAR LA MÉTHODE DE DÉRIVATION DU COURS DE L'URINE.

Numéros d'ordre.	INDICATIONS BIBLIOGRAPHIQUES.	NOM DE L'OPÉRATEUR.	SEXE ET AGE DES OPÉRÉS.	PROCÉDÉS OPÉRATOIRES.	RÉSULTATS.
	I. — *Première classe de procédés dans lesquels on abouche les uretères dans le rectum et on conserve la vessie.*				
1.	*The London Lancet*, 1852, t. II, p. 568.	SIMON.	H. 13 ans. . . .	Fistule urétéro-rectale.	Mort 9 mois après la première opération.
2.	*Thérap. des mal. chir. des enfants, de Holmes*, traduit par Larcher, 1870.	HOLMES.	Jeune garçon. . .	Tunellisation transpérinéale.	Insuccès.
3.			Garçon.	Perforation de la cloison recto-vésicale à l'aide d'une pince rappelant l'entérotome de Dupuytren.	Insuccès.
4.	*The London Lancet*, t. II, p. 370, 1851.	LLOYD.	H. 30 ans.. . . .	Perforation de la cloison recto-vésicale à l'aide d'un trocart chargé d'un écheveau de soie laissé à demeure.	Mort par péritonite.
5.	*Thérap. des mal. chirurg. des enfants, de Holmes*, traduit par Larcher, 1870.	ATHOL JOHNSON.		Même procédé que ci-dessus.	Mort par péritonite.
6.	*St-Barthel. Hosp. Report*, vol. XV, p. 29, 1879.	THOMAS SMITH.	H. 7 ans.	Abouchement des uretères dans les colons ascendants et descendants en deux opérations.	Mort après la deuxième opération.
	II. — *Deuxième classe de procédés dans lesquels on abouche les uretères à la paroi abdominale et on extirpe la vessie.*				
7.	*Berlin, Klin. Wochens.*, nº 30, p. 430, 1881; nᵒˢ 23, p. 316 et 24, p. 373, 1882, et nº 30, p. 471, 1882.	SONNENBURG.	H. 9 ans.	Extirpation de la vessie et suture des uretères dans la gouttière pénienne.	Guérison.
8.					
9.			3 semaines.. . .	Même opération, mais les uretères sont laissés en place.	
10.	*Corresp. Blatt. J. Schweizer Aerzte*, 1ᵉʳ sept. 1885.		3 semaines. . . .	Extirpation de la vessie.	

Tableaux III et IV résumant 6 opérations d'exstrophie

PAR LA MÉTHODE DE SUTURE DIRECTE DES DEUX MARGES DE LA VESSIE

Numéros d'ordre.	INDICATIONS BIBLIOGRAPHIQUES.	NOM DE L'OPÉRATEUR.	SEXE ET AGE DES OPÉRÉS.	PROCÉDÉS OPÉRATOIRES.	RÉSULTATS.
	III. — *Première classe de procédés dans lesquels on se contente d'affronter les bords avivés de la vessie sans rapprocher les pubis.*				
1.	*Th. inaug. de Hergott,* Nancy, 1874.	RIGAUD.	F. 3 ans.	Suture des bords avivés de la vessie sur une petite ampoule renfermée dans le réservoir.	Insuccès.
2.	*The med. Record,* déc. 1885, p. 646.	HAL. C. WYMAN.	H. 5 jours. . . .	Réunion des bords avivés de l'hiatus à l'aide de 3 épingles à bec-de-lièvre.	Succès opératoire. Mort plus tard de convulsions.
	IV. — *Deuxième classe de procédés dans lesquels la suture des bords de la vessie est précédée du rapprochement des pubis.*				
3.	14ᵉ *Congrès de la Soc. allemande de chir. à Berlin,* avril 1887.	TRENDELENBURG.	H. 4 ans 1/2. . .	Division des symphyses et rapprochement des arcades pubiennés.	Guérison radicale.
4.	14ᵉ *Congrès de la Soc. allemande de chir. à Berlin,* avril 1887.	TRENDELENBURG.	Enfant débile . .	Simple contention dans un appareil pendant six mois.	La fente congénitale s'est rétrécie.
5.	14ᵉ *Congrès de la Soc. allemande de chir. à Berlin,* avril 1887.	TRENDELENBURG.	Garçon	Il fallut parfaire l'opération à l'aide d'un lambeau transplanté.	Insuccès.
6.	14ᵉ *Congrès de la Soc. allemande de chir. à Berlin,* avril 1887.	TRENDELENBURG.	F. 5 ans.	Symphysotomie et suture des bords de la fente vésicale.	Succès, mais il persiste de l'incontinence.

Tableaux V (a et b) et VI résumant 65 opérations d'exstrophie

D'APRÈS LES DIVERS PROCÉDÉS DE LA MÉTHODE AUTOPLASTIQUE.

Numéros d'ordre.	INDICATIONS BIBLIOGRAPHIQUES.	NOM DE L'OPÉRATEUR.	SEXE ET AGE DES OPÉRÉS.	PROCÉDÉS OPÉRATOIRES.	RÉSULTATS.
	V (Aa). — *Première classe d'opérations s'adressant principalement sinon exclusivement à l'exstrophie vésicale. Procédés à simple plan de lambeau. — Lambeau unique.*				
1.	*Union médicale*, 1853, p. 454.	J. ROUX.	H. 27 ans	Lambeau scrotal relevé sur la vessie.	Insuccès.
2. 3.	*The American Journ. of the med. sc.*, t. LXII, p. 154, 1871.	J. MAURY.	H. 8 ans . . . . . H. 9 ans		Succès complet d'emblée. Succès après une série d'opérations complémentaires.
4.	*Arch. f. Klin. chir.* Vol. XVIII. 4ᵉ fasc., p. 727, 1875.	HIRSCHBERG.	H. 15 mois. . . .	Lambeau latéral inguinal transféré sur la vessie par inversion du pédicule.	Succès après plusieurs opérations complémentaires.
	V (Ab). — *Lambeaux multiples.*				
5.	*North americ. med. chir. Review.* Juillet 1859.	PANCOAST.	H. 28 ans	Deux lambeaux latéraux inguinaux rabattus en volets et juxtaposés sur la vessie.	Succès incomplet.
6 à 25.	*Berlin Klin Wochens.* n° 24, p. 374, 1882.	THIERSCH.	H. 28 ans	Deux lambeaux inguinaux transportés sur la vessie après granulations de leur surface disséquée.	10 succès. 4 morts { 2 par péritonite. 1 par érysipèle. 1 par pyélite préexistante.
	V (B). — *Procédés à double plan de lambeaux.*				
26.	*Gaz. hebd. de méd. et de chir.*, 1853-54. T. I, p. 419.	RICHARD.	H. 24 ans	Lambeau abdominal renversé sur la vessie et recouvert par un lambeau scrotal.	Mort d'érysipèle.
27.	*Bull. de la Soc. de chir.*, t. VI, p. 176, 1880.	TH. ANGER.	Jeune homme . .	Même procédé que le précédent, mais amélioré.	Succès.
28.	*Annales chir. de Montpellier*, 4ᵉ année, n° 2, p. 17, 1856.	ALQUIÉ.	H. 40 ans	Deux lambeaux, l'un abdomino-inguinal et l'autre inguino-scrotal, renversés sur la vessie sont recouverts par deux lambeaux abdominaux glissés.	Succès presque complet.
29.	*North american med. Gazette*, février 1859.	AYRES.	F. 28 ans	Procédé assez compliqué à lire dans le texte.	Succès.
30 à 35.	*Thérap. des maladies chirurg. des enfants*, par Holmes, traduit par Larcher, 1870.	HOLMES.		Lambeau inguinal renversé sur la vessie recouvert par un lambeau scrotal taillé sur le côté opposé et habilement contourné.	3 succès. 2 insuccès.
36.	*Medical Times and Gazette*, vol. 1, p. 540, 1881.	W. PARKER.	H. 3 mois	Deux lambeaux rectangulaires sont disséqués de chaque côté de la vessie ; le gauche adhérent par son bord interne est renversé sur la vessie, puis le droit adhérent par son bord externe est amené par glissement sur le gauche. Deux mois après on ferme la vessie par en haut.	Morts d'accidents pulmonaires plus d'un mois après la seconde opération.
37.	*Soc. italienne de chir.* 6ᵉ congrès tenu à Gênes 1887.	CASELLI.	F	Deux grands lambeaux cutanés adossés et superposés renversés sur la vessie.	Succès.
38.	*Grandjean, th. inaug. de Strasbourg*, 1868.	MICHEL.	H. 14 mois. . . .	Grand lambeau abdominal renversé sur la vessie recouvert par deux lambeaux inguinaux glissés.	
39.			H. 6 ans 1/2 . . .	Quatre opérations successives et variées quant à la taille des lambeaux.	Succès.
40.	*Medic. chir. Transactions*, t. LII, p. 105, 1869.	WOOD.	H. 12 ans	Deux opérations successives avec divers lambeaux.	Insuccès.
41.			H. 13 ans	Deux lambeaux latéraux, l'un recouvrant l'autre.	Succès.
42.			H. 7 ans	Même procédé.	Succès.

Numéros d'ordre.	INDICATIONS BIBLIOGRAPHIQUES.	NOM DE L'OPÉRATEUR.	SEXE ET AGE DES OPÉRÉS.	PROCÉDÉS OPÉRATOIRES.	RÉSULTATS.
				V (B). — Procédé à double plan de lambeaux (suite).	
43.	*Medic. chir. Transactions,* t. LII, p. 105, 1879.	WOOD.	F. 1 an 1/2	Divers lambeaux pris autour de la vessie.	Insuccès.
44.	*Medic. chir. Transactions,* t. LII, p. 105, 1879.	WOOD.	H. 14 ans	Emploi pour la première fois du procédé classique de Wood.	Succès mais après plusieurs retouches.
45.	*Medic. chir. Transactions,* t. LII, p. 105, 1879.	WOOD.	H. 16 ans.	Procédé classique de Wood.	Succès après retouches.
46.	*Medic. chir. Transactions,* t. LII, p. 105, 1879.	WOOD.	H. 35 ans	Procédé classique de Wood.	Succès après deuxième opération.
47.	*The Lancet,* 5 juillet 1873, p. 9.	WOOD.	H. 17 ans	Procédé classique de Wood. Il échoua et on dut faire des opérations complémentaires.	Succès.
48.	*The Lancet,* 5 juillet 1873, p. 9.	WOOD.	H. 12 ans	Procédé classique de Wood.	Succès après retouche.
49.	*The Lancet,* 5 juillet 1873, p. 9.	WOOD.	H. 19 ans	Procédé classique de Wood.	Succès après deuxième opération.
50.	*The American Journ. of the med. sc.,* vol. LXII.	JOHN ASHHURST.	F. 6 ans 1/2	Procédé classique de Wood.	Succès d'emblée.
51.	*The American Journ. of the med. sc.* vol. LXII.	JOHN ASHHURST.	H. 16 ans	Procédé classique de Wood. Il restait un point découvert, le chirurgien fit une deuxième opération.	Mort des suites de l'éthérisation.
52.	Valdivieso, *th. inaug. de Paris,* 1876, obs. communiquée par Ashhurst.	JOHN ASHHURST.	F. 21 ans	Procédé classique de Wood.	Succès.
53.	*The Dublin Journ. of med. sc.,* vol. I, p. 461, 1886.	BENNETT.	F. 4 ans.	Procédé de Wood.	Mort à la suite d'une opération complémentaire.
54.	*The Dublin Journ. of med. sc.* vol. I, p. 461, 1886.	WHEELER.	F. 19 ans	Procédé de Wood.	Insuccès.
55.	*The Dublin Journ. of med. sc.* vol. I, p. 461, 1886.	WHEELER.	Jeune homme	Procédé de Wood.	Succès.
56.	*The Dublin Journ. of med. sc.* vol. I, p. 46, 1886.	STOKES.	2 ans 1/2	Deux lambeaux pris sur les côtés de la vessie.	Insuccès.
57.	*Boston med. and chirg. Journal,* 7 janv. 1886.	GAY.	H. 7 ans	Procédé de Wood avec amélioration des sutures.	Succès.
58.	*The British med. Journ.* janv. 1885, p. 222.	MAYO ROBSON.	F. 8 ans	Procédé de Wood avec modification des sutures.	Succès.
59.	*Commun. à la Practitionners Society of New-York,* juin 1884.	G. SHRADY.	H. 5 mois	Procédé de Wood.	Succès.
				VI. — Deuxième classe d'opérations s'adressant à la fois à l'exstrophie et à l'épispadias.	
60.	*Bull. de la Soc. de ch. de Paris,* t. II, 1876, p. 877.	L. LE FORT.	H. 15 ans	Première application du procédé de Lefort.	Succès.
61.	*British med. Journ.,* 7 fév. 1880, p. 202.	GREIG SMITH.	H. 8 ans		Succès.
62		GREIG SMITH.	H. 14 ans	Opérations de Wood et de Lefort combinées.	Succès.
63.	*Union médicale,* vol. XLII, p. 603, 1886.	G. RICHELOT.	H. 2 ans.		Succès.
64.	*The Lancet,* juillet 1885, p. 8.	GREIG SMITH.	F. 3 ans.	D'abord opération de Wood, puis réfection de l'urèthre aux dépens des grandes lèvres.	Succès.
65.	*Communicat. à la Soc. de ch. de Paris,* t. XIII, p. 159, 1887.	G. RICHELOT.	F. 6 ans.	D'abord reconstitution de l'orifice vulvaire par la suture des grandes lèvres avivées. Dans la même séance, réfection de la paroi antérieure de la vessie par deux lambeaux latéraux.	Succès.

Tableau VII contenant 14 observations d'exstrophie

TRAITÉE PAR LA MÉTHODE AUTOPLASTIQUE, QUE JE N'AI PU LIRE
DANS LE TEXTE ORIGINAL ET SUR LESQUELLES JE NE POSSÈDE
QUE DE VAGUES RENSEIGNEMENTS.

Numéros d'ordre.	INDICATIONS BIBLIOGRAPHIQUES.	RÉSULTATS.
66.	BILLROTH	Succès.
67.	BIGELOW	Succès.
68.	HODGES — Cités par Ashhurst *in the American Journ. of the med. sc.* T. LXVII 1874, p. 422.	Succès.
69.	FORBES	Succès.
70.	RUGGI	2 succès.
71.		
72.	BARKER	Succès.
73.	LANGENBUCH, *Berlin, Klin. Wochens*, nᵒˢ 24 et 30, 1882.	3 succès dont 1 sur un vieillard de 75 ans.
74.		
75.		
76.	M. WILLIAM MAC CORMAC. *Saint-Thomas Hospital Report*, IX, p. 242.	Succès.
77.	SCHŒBORN. *Berlin Klin. Wochens.*, 19 décembre 1881. Fille 16 ans.	Succès, mais mort ultérieure par pyélo-néphrite.
78.	WISLOW. *Maryland med. Journ. Balt.* 1886-87. T. XVI, 153.	Succès.
79.	WILHEM VON MURALT. *Soc. de méd. de Zurich*, 10 mars. *Corresp. Bl. Schweiz Aerzte*, nᵒ 16, p. 484.	Succès.

INDEX BIBLIOGRAPHIQUE

TRAVAUX SE RAPPORTANT AU TRAITEMENT DE L'EXSTROPHIE DE LA VESSIE EN GÉNÉRAL

Berger. — *Leçon faite à la Charité et publiée dans* la Semaine médicale 1883.

Calmeilles. — *De l'exstrophie vésicale*, th. inaug. Bordeaux, 1887.

Duplay. — *Traité de pathologie externe*, vol. VI, p. 778.

Gosselin. — *Gaz. des hôpitaux*, n° 37.

Grandjean. — *De l'exstrophie vésicale et de son traitement*, th. inaug. Strasbourg, 1868.

Herrgot. — *De l'exstrophie vésicale dans le sexe féminin*, th. inaug. Nancy, 1874.

Jamain. — Th. inaug. de Paris, 1845.

Le Dentu. — *Traité des maladies des voies urinaires*, t. II, p. 697.

Sédillot. — *Traité de médecine opératoire*, t. II.

Tillaux. — *C. R. et Mém. de la Soc. de biologie*, t. IV, troisième série, p. 7, 1859.

Vigneau. — *Ann. chir. de Montpellier*, 1856.

TRAVAUX SE RAPPORTANT A LA MÉTHODE DE SUTURE DIRECTE DES DEUX MARGES DE LA VESSIE

Dubois et Dupuytren. — *Bull. de la Faculté de médecine de Paris*, 1806, p. 107.

Heydenreich (A.), de Nancy. — *Du traitement chirurgical de l'exstrophie de la vessie*. — *Semaine médicale*. Paris, 1886, vol. VI.

Passavant (G.). — *Die Blasen und Harnrohrennaht mit Vereinigung der Schambeinspalte bei augeborener Blasenspalte mit Epispadie. Arch. f. Klin. chir.*, 1886, t. XXXIV, p. 463.

Trendelenburg. — *Ueber Heilung der Harnblasenectopie durch directs Vareinigung der Spaltrander. Arch. f. Klin chir.*, 1886, t. XXXIV, p. 621.

Trendelenburg. — *Zur operation der Ectopia vesicæ*. — *Centralbl. f. chir.* Leipzig, 1885, t. XII, p. 857-860.

Trendelenburg. — 14° Congrès de la Soc. all. de chir. tenu à Berlin, avril 1887.

Wyman (H. C.). — *Operation for congenital extroversion of the bladder of an infants five days old. Med. Record. N.-Y*, 1885, t. XXVIII, 646.

TRAVAUX SE RAPPORTANT A LA MÉTHODE DE DÉRIVATION DU COURS DE L'URINE

Gluck (Th.) et **A. Zeller**. — *Zur Frage der Nachbehandlung der Ureteren nach Exstirpatio vesicæ (Berlin. Klin. Wochenschrift,* nº 44, p. 648, 31 octobre 1881.

Gluck. — *Ueber Exstirpation der Harnblase. Berlin. Klin. Woch.,* nº 23, p. 335, 6 juin 1881.

Holmes. — *Thérapeutique des maladies chirurgicales des enfants.* Traduct. franc. par O. Larcher. Paris, 1870, p. 200.

Lloyd. — *The London Lancet,* t. II, p. 370, 1851.

Niehans (P.). — *Extirpation d'une vessie exstrophiée. Corresp. Blatt. f. Schweizer Aerzte,* 1ᵉʳ sept. 1886.

Novaro. — *Greffe des uretères sur le rectum. Soc. ital. de chir.* 6ᵉ congrès tenu à Gênes, avril 1887.

Simon.(de Saint-Thomas Hospital). — *The London Lancet,* 18 décembre 1852, t. II, p. 568.

Smith (Thomas). — *An account of an insuccessful attempt to treat extroversion of the bladder by a new operation.* (Saint Barthol. Hosp. Rep., vol. XV, p. 29-36, 1879.)

Sonnenburg. — *Eine neue Methode der operativen. Behandlung der Ectopia Vesicæ mittlelst Extirpation der Harnblase. Berlin. Klein. Wochens.* nº 30, p. 430, 25 juillet 1881.

Sonnenburg. — *Vorstellung eines Falles von Exstirpation der Harnblase. Id.,* nº 23, p. 356, 5 juin 1882 et nº 24, p. 373, 12 juin 1882.

Sonnenburg. — *Ueber operationen an der Harnblase besonders in Hinsicht auf die Extirpation der Blasebei Ectopia Vesicæ mit Krankenvorstellung. Id.,* nº 30, p. 471, 24 juillet 1882.

Zesas. — *Centralbl. f. chir.,* nº 8, 1887.

TRAVAUX SE RAPPORTANT A LA MÉTHODE AUTOPLASTIQUE

Alquié. — *Annales cliniques de Montpellier,* 4º année, nº 2, p. 17.

Ashhurst. — *Case of complete prolapsus of the rectum in a patient previously treated for exstrophy of the bladder, in transactions of the college of physicians of Philadelphie* 1872. Voir dans *The american Journ. of the med. sc.,* 1873, nº 129, p. 135.

Ashhurst. — *Autoplastie pour une extroversion de la vessie avec épispadias,* mort en 13 heures. *The american Journ. of the med. sc.* avril 1874, p. 421.

Ashhurst. — *The american Journ. of the med. sc.* juillet 1871, p. 70.

Ayres (de Brooklyn). — La remarquable opération de ce chirurgien a été publiée dans le *New-York med. Gaz.* fév., 1859. Les *Arch. gén. de médecine* (1860, vol. I, Vᵒ série, t. XV. p. 233) en donnent une relation bien insuffisante, de même que les diverses publications françaises. Je n'ai pu me procurer le *New-York. med. Gaz.,* mais j'ai trouvé dans la *Plastic Surgery* de David (Philadelphie 1886) la description détaillée de cette opération (page 88).

Bennett. — *Academy of medicine in Ireland. Surg. Section,* fév. 1886. *C. R. in the Dublin Journ. of. med. sc.,* vol. I, 1881. Discussion à laquelle prennent part Wheeler et Stokes, qui apportent des faits personnels.

Caselli. — Opération d'exstrophie par la méthode autoplastique. 6e congrès de la Soc. ital. de chirurgie, tenu à Gênes. Avril 1887.

Demme. — *Corresp. Blatt f. Schweiz Aertze,* 1878. Consulté par Hagenbach Burckhardt, qui présente à la Soc. un enfant de 2 ans, Demme conseille d'avoir recours aux lambeaux autoplastiques.

Gay. — *Plastic operation. Surgical scarlet fever. Boston med. and. surg. Journ.* 1886, 7 janvier.

Hirschberg. — *Erfolgreiche Operation einer Blasenectopie bei einem 5/4 Jahrigen Knaben* (Opération d'une exstrophie vésicale, chez un garçon de 15 mois, suivie de succès). *Arch. f. Klin. chir.* vol. XVII, 4e fasc., p. 727, 1875.

Holmes. — *Thérapeutique des maladies chirurgicales des enfants.* Traduct. franc. par Larcher. Paris, 1870, p. 203.

Kocher (de Berne). — *Corresp. Blatt. f. Schweiz Aerzte,* 1877, p. 580. *Soc. méd.-pharm. de Berne,* 2 mai 1876.

Le Fort (Léon). — *Exstrophie de la vessie.* — Reconstitution de la paroi abdomino-vésicale par un nouveau procédé. — Guérison. *Bull. de la Soc. de chir. de Paris,* Ve série, t. II, p. 874, 1876.

Mac Cormac (W.). — Obs. d'exstrophie de la vessie. — Guérison par transplantation de lambeaux granuleux pris sur l'abdomen. *Saint-Thomas hosp. Report,* IX, p. 242.

Maury. — *The american Journ. of the medical sciences,* t. LXII, p. 154, 1871.

Mayo Robson (A.). — Extroversion de la vessie. — *British medical Journal,* p. 222, janv. 1885.

Pancoast (de Philadelphie). — *North american medico-chir. Review,* juillet 1859.

Parker (W.). — Ectropion vesicæ; two plastici operations; acute bronchites; death *Med. Times and Gaz,* vol. I, p. 540, 1881.

Richard. — *Gazette hebdomadaire,* t. I, p. 419, 1853-54.

Richelot. — Sur un cas d'exstrophie de la vessie. *Union médicale,* 10 octobre 1886, p. 601.

Richelot. — Communicat. à la Soc. de ch. de Paris, *in Bull.* t. XIII, p. 159, 1887.

Roux (J.). — *Union médicale,* p. 454, 1853.

Schœnborn. — Exstrophie vésicale opérée avec succès chez une fille de 16 ans; mort ultérieure par pyélo-néphrite. *Berlin. Klin. Woch.,* 19 déc. 1881.

Shrady (George F.). — *Successful operation for extroversion of the bladder, in the medical Record,* 27 septembre 1884, vol. II, p. 362.

Smith (Greig). — *Two cases of successful operation for exstrophy of the bladder by a new method.* — *The british med. Journ.* 1880, t. I, p. 202.

Smith (Greig). — *Exstrophy of the bladder.* — *The british med. Journ.* 1880, p. 321.

Smith (Greig). — *Case of successful operation for extroversion of the bladder in a female.* — *The Lancet,* juillet 1885, vol. II, p. 8.

Thiersch. — Epispadias avec exstrophie vésicale. Pathogénie et traitement. Mémoire lu au 4e congrès de la Soc. all. de chirurgie. 8 avril 1875. *Berlin. Klin. Wochens,* 9 août et 11 octobre no 32 et 41, p. 445 et 562, 1875.

Thiersch. — Deux cas d'ectopie vésicale guéris par une opération. *Berlin. Klin. Woch.,* 24 juillet 1882.

Thiersch. — *Zwei Falle von operativegeheilter inversio vesicæ. Berlin. Klin. Wochens.* no 30, p. 471, 24 juillet 1882 et no 24, p. 374, 12 juin 1882.

Wilhem von Muralt. — Exstrophie vésicale chez une fillette de 4 ans. Opération par le double plan de lambeau cutané. *Soc. des méd. de Zurich.* 10 mars. *Corresp. Blatt. Schweiz Aerzte,* n° 16, p. 484.

Wislow. — *A case of exstrophy of the bladder cured by a plastic operation. Maryland med. Journ. Balt.* 1886-87, t. XVI, 153.

Wood (John). — *Medico-chirurgical transactions,* t. III, p. 105, 1869.

Wood (John). — *King's college hospital. Three cases of ectopia vesicæ operation. Relief., The Lancet.* 1873, 5 juillet, p. 9.

Wood (John). — *Exstrophy of the bladder. The british med. Journ.* 1880, p. 278.

TABLE DES MATIÈRES

TROISIÈME PARTIE

Paris. — Typ. Georges Chamerot, 19, rue des Saints-Pères. — 3237 .

BIBLIOTHEQUE NATIONALE DE FRANCE
3 7531 02744069 3

www.ingramcontent.com/pod-product-compliance
Ingram Content Group UK Ltd.
Pitfield, Milton Keynes, MK11 3LW, UK
UKHW022026170726
13837UKWH00001B/416